Índice

Editorial

Crianças, gestantes, lactantes, meninas adolescentes e mulheres adultas em fase de reprodução os grupos mais afetados pela anemia, mas não os únicos. Palidez e fadiga generalizada estão entre os sinais mais conhecidos, mas apatia, falta de apetite, menor produtividade no trabalho, dificuldade de aprendizagem, retardo do crescimento, bem como baixo peso ao nascer e mortalidade perinatal também são consequências importantes.

Antes de dizer que basta cozinhar em panela de ferro, comer vísceras ou tomar suplementos, saiba que, dependendo do tipo da anemia, isso pode não adiantar. Portanto, deve-se investigar as causas, entendendo como a alimentação (deficiência de ferro e/ou outros nutrientes) está ligada ao surgimento, bem como o peso dos fatores genéticos e ambientais, se o uso de medicamentos está relacionado, se há relação com outras doenças etc.

No **Guia Saúde Hoje e Sempre – Anemia**, conheça as diferenças entre anemia aguda, crônica e adquirida e as causas por trás de cada uma dessas condições. Coloque em prática as medidas preventivas e conheça os tratamentos, por meio de questões esclarecidas por médicos e especialistas no assunto.

Boa leitura!

guia saúde hoje e sempre

guia saúde hoje
e sempre

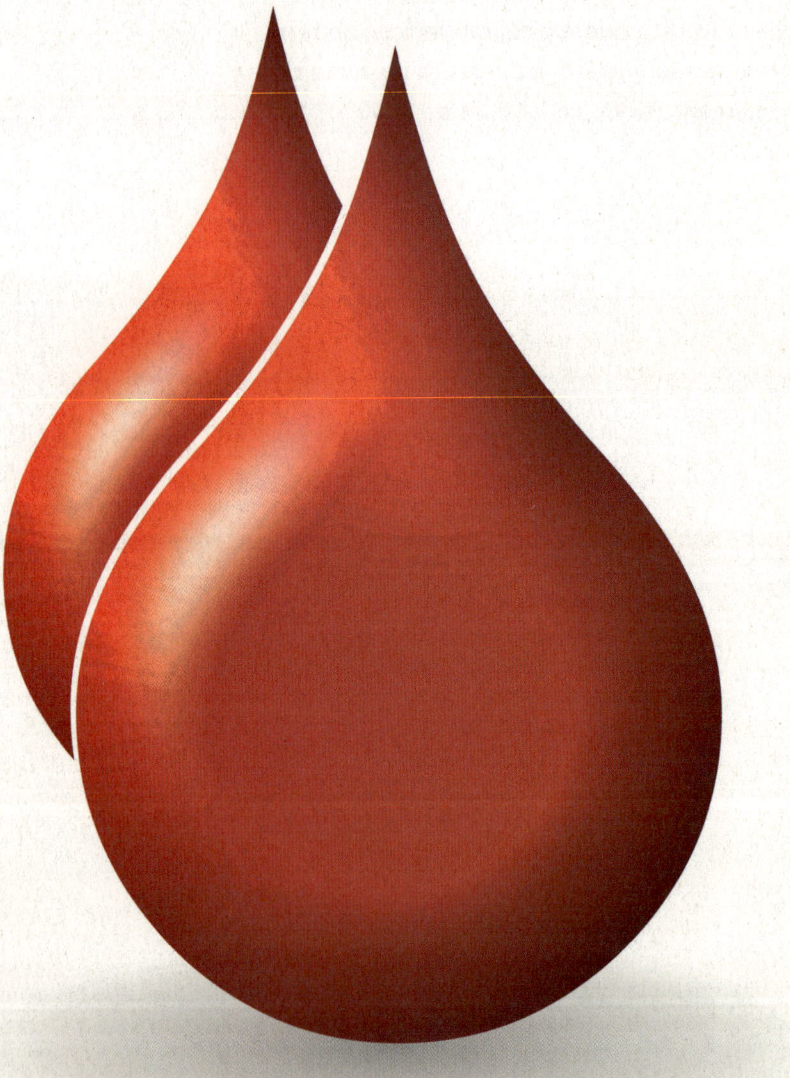

O que é anemia?

A anemia é definida pela Organização Mundial de Saúde (OMS) como condição na qual o conteúdo de hemoglobina no sangue está abaixo do normal. Pode ser aguda ou crônica, adquirida ou hereditária. É aguda quando decorrente da perda de sangue e crônica quando devida a uma doença hereditária ou adquirida. Dentre as adquiridas, estão as anemias nutricionais, que têm sua prevalência liderada pela anemia ferropriva (falta de ferro). Outras causas nutricionais estão relacionadas à carência de vitamina B12 e ácido fólico e podem ser curadas com a reposição do nutriente em falta. * 1 Viviani de Lourdes Rosa Pessôa, médica hematologista e hemoterapeuta do Instituto Estadual de Hematologia Arthur Siqueira Cavalcante (Hemorio).

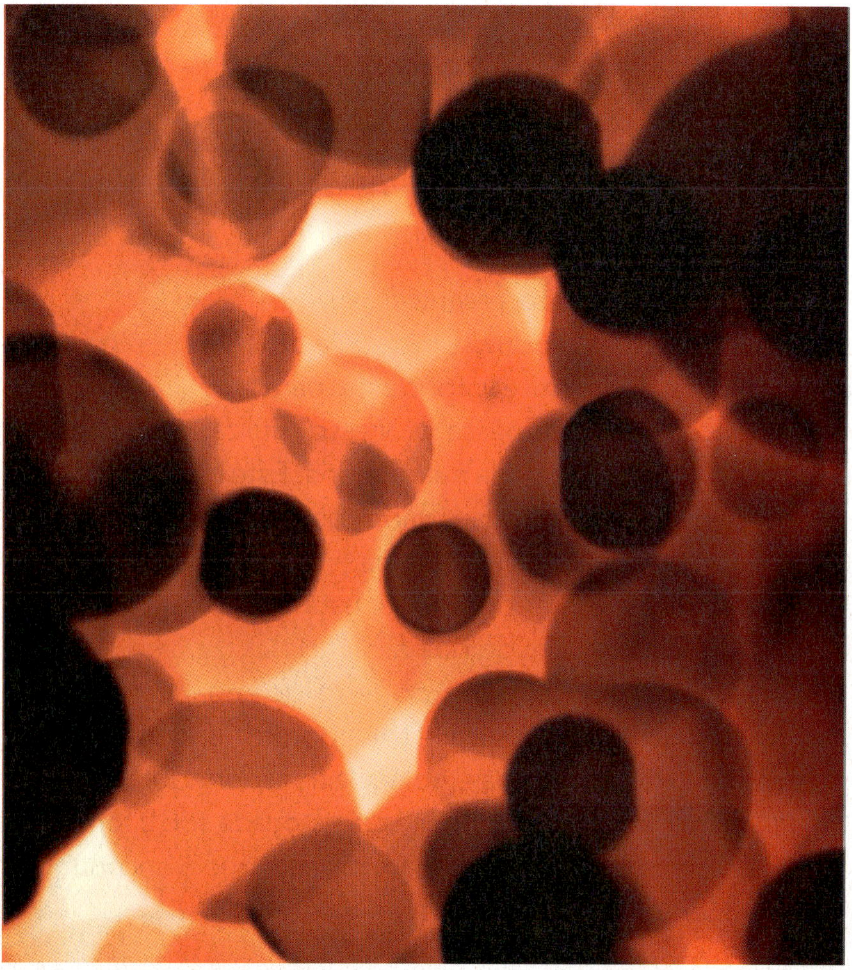

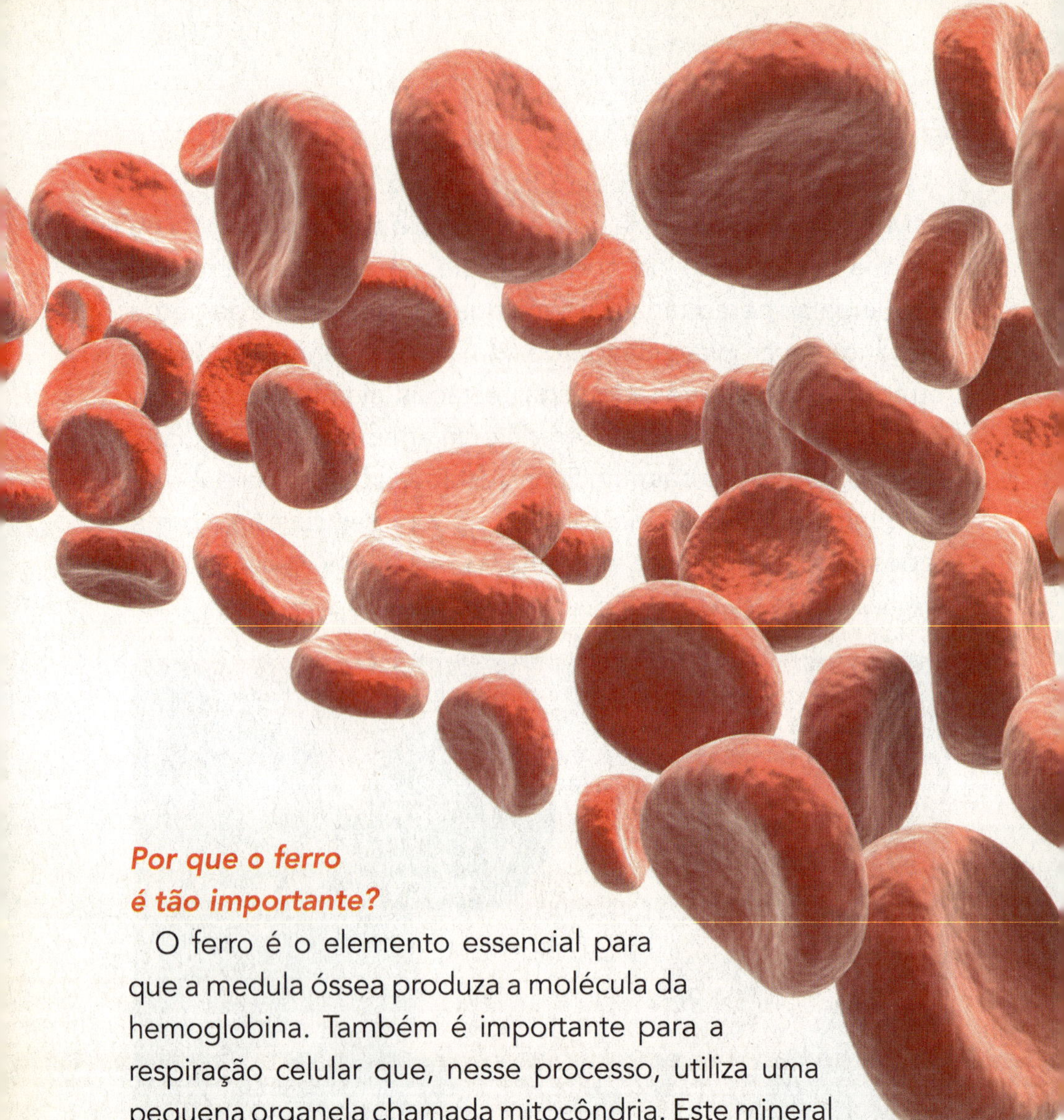

Por que o ferro é tão importante?

O ferro é o elemento essencial para que a medula óssea produza a molécula da hemoglobina. Também é importante para a respiração celular que, nesse processo, utiliza uma pequena organela chamada mitocôndria. Este mineral está presente em grande quantidade nos músculos aeróbicos, provendo-os da cor vermelha. Por isso, carnes vermelhas são ricas em ferro – o qual está ligado à proteína da contração muscular, a mioglobina.

Sabe-se que a maior parte do ferro do organismo circula dentro das hemácias. Outra parte, porém, encontra-se no plasma, ligada à transferrina – molécula transportadora de ferro. Uma terceira parte, ainda menor, está estocada sob a forma de ferritina, uma molécula complexa, atóxica e que é encontrada, principalmente, no fígado e na medula óssea. * 2 Aderson Araújo, médico hematologista da Fundação Hemope e da Clínica MultiHemo.

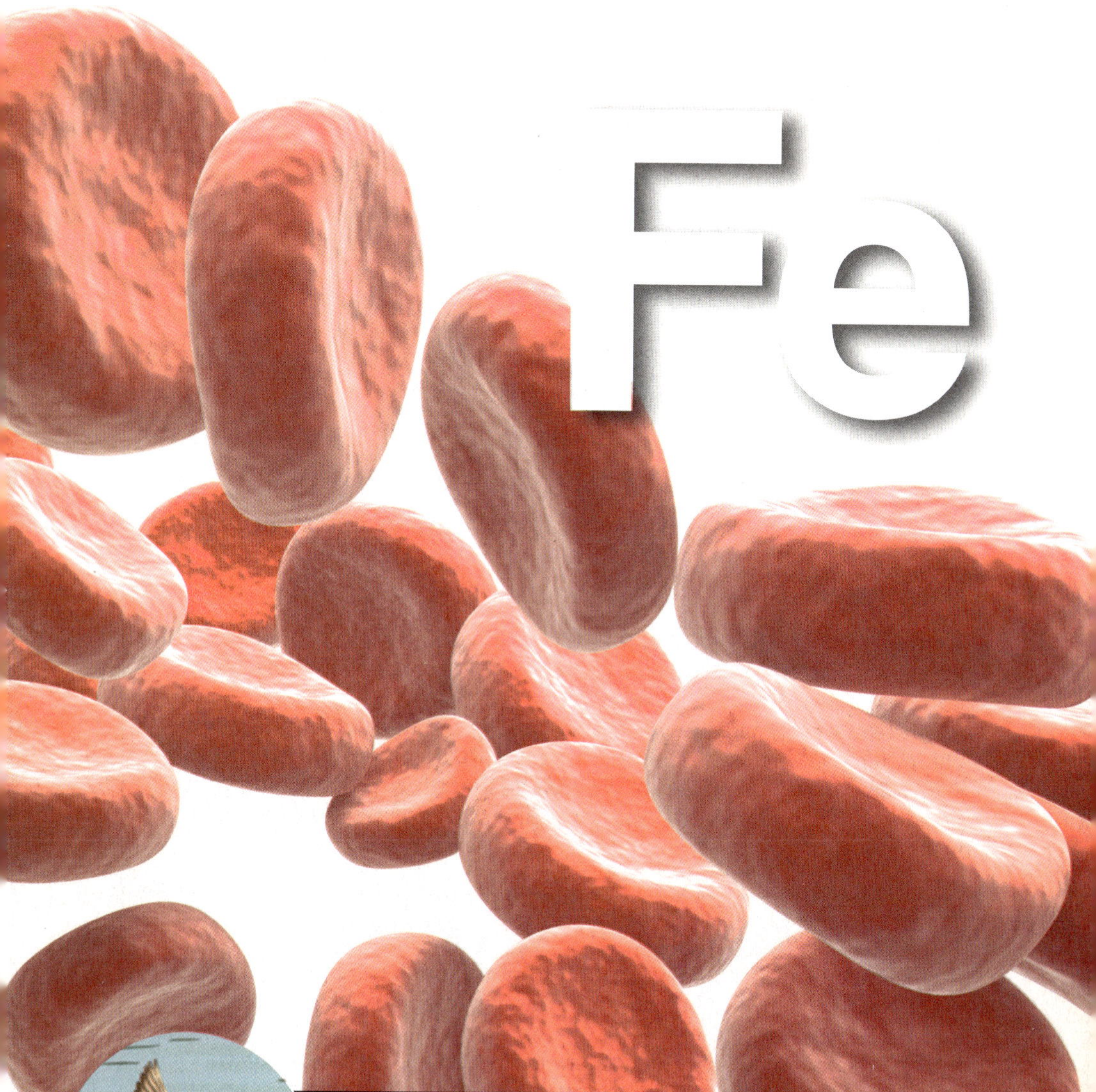

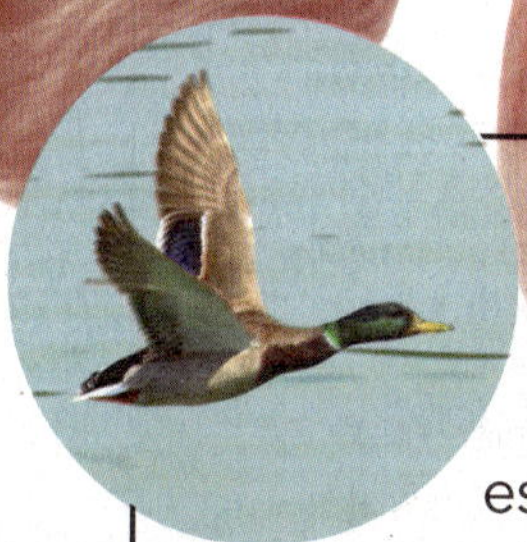

Por que o pato voa e a galinha não?

Carnes vermelhas são ricas em ferro – o qual está ligado à proteína da contração muscular, a mioglobina. Isso explica porque os músculos do peito de aves, como a galinha – de carne branca e, portanto, pobre em ferro –, não lhe proporciona a capacidade de voar. Já o pato selvagem tem a carne de seu peito mais escura, o que significa maior concentração de ferro, que ligado à mioglobina, oferece mais oxigênio e força muscular, permitindo o voo. *2

Anemia: o que é e como combatê-la?

Anemia é a condição na qual o conteúdo de hemoglobina no sangue está abaixo do normal, resultado da carência de um ou mais nutrientes essenciais (ferro, zinco, vitamina B12 e proteínas), seja qual for a causa dessa deficiência. Existem diversos tipos de anemia, sendo aguda ou crônica, adquirida ou hereditária. O tratamento pode ser feito por meio da orientação nutricional adequada; administação, via oral (boca) ou parenteral (injetável), de compostos de ferro; e, eventualmente, transfusão de hemácias.

Causas da deficiência de ferro:

- Fatores fisiológicos: quando há aumento da necessidade de ferro, como na gestação e lactação.
- Fatores nutricionais: devido à dieta pobre em ferro, vitamina B12 e ácido fólico e/ou uso de medicamentos que diminuem sua absorção.
- Fatores patológicos: doação ou perda de sangue (cirurgias); parasitose (vermes); doença crônica que prejudica a absorção de ferro pelo intestino etc.

Anemia ferropriva:

- Tipo de anemia adquirida, de fundo nutricional.
- É a mais comum. Estima-se que 90% das anemias sejam causadas por carência de ferro.
- Sintomas: fadiga generalizada, indisposição, apatia, anorexia (falta de apetite), palidez de pele e mucosas, dificuldade de aprendizagem nas crianças etc.
- Alerta: os sinais e sintomas da carência de ferro são inespecíficos, exigindo exames laboratoriais (sangue) para que seja confirmado o diagnóstico de anemia ferropriva.
- Grupo de risco: crianças, gestantes, lactantes, meninas adolescentes e mulheres adultas em fase de reprodução.

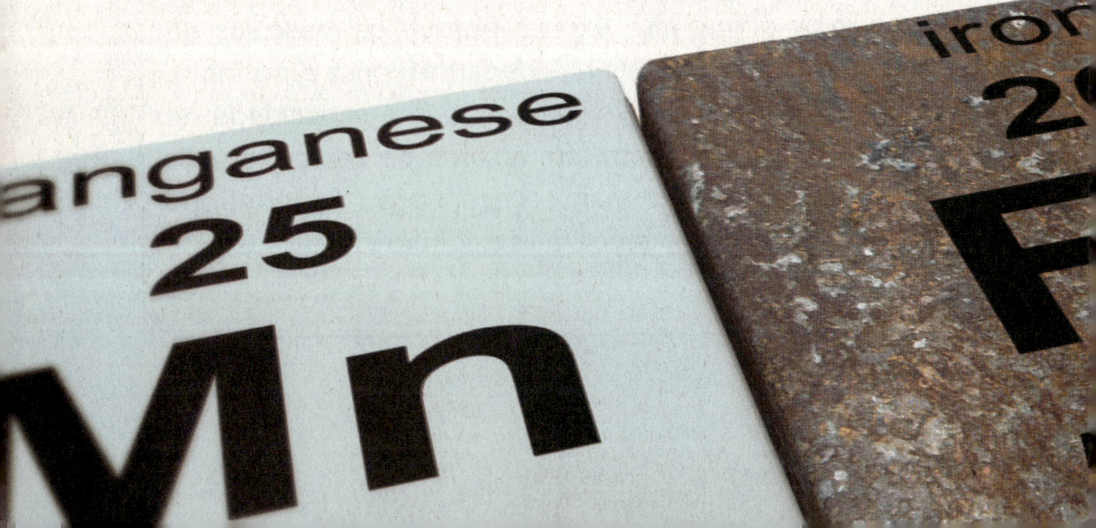

Ferro: nutriente essencial para a vida. Atua na síntese (fabricação) das células vermelhas do sangue e no transporte do oxigênio para todas as células do corpo.

Consequências da anemia ferropriva:

• Em adultos: diminuição da produtividade no trabalho, morbidez, perda significativa de habilidade cognitiva etc.

• Em gestantes: risco de mortalidade perinatal (do feto ou recém-nascido) e baixo peso ao nascer etc. Causa primária de 1 em cada 5 mortes de parturientes, associando-se a, até, 50% das mortes.

• Em crianças: diminuição da capacidade de aprendizagem, redução da atenção, retardamento do crescimento, linguagem e coordenação motora comprometidas, baixa resistência a infecções, cansaço etc.

Fontes de ferro

Ferro de origem animal (heme): melhor aproveitado pelo organismo. São fontes as carnes vermelhas, principalmente fígado de qualquer animal e outras vísceras (miúdos), como rim e coração; além de aves, de peixes e mariscos crus. Ao contrário do que muitos pensam, o leite e o ovo não são fontes importantes de ferro. Contudo, existem leites enriquecidos com o mineral.

Ferro de origem vegetal (não-heme): folhosos verde-escuros, como agrião, couve, cheiro-verde, taioba, leguminosas (feijões, fava, grão-de-bico, ervilha, lentilha, entre outros), grãos integrais ou enriquecidos, além de oleaginosas (nozes e castanhas).

E mais: melado de cana, rapadura e açúcar mascavo. Também existem alimentos enriquecidos com ferro, como farinhas de trigo e milho, cereais matinais, entre outros.

Fontes: Ministério da Saúde (2004) e Anvisa (2013).

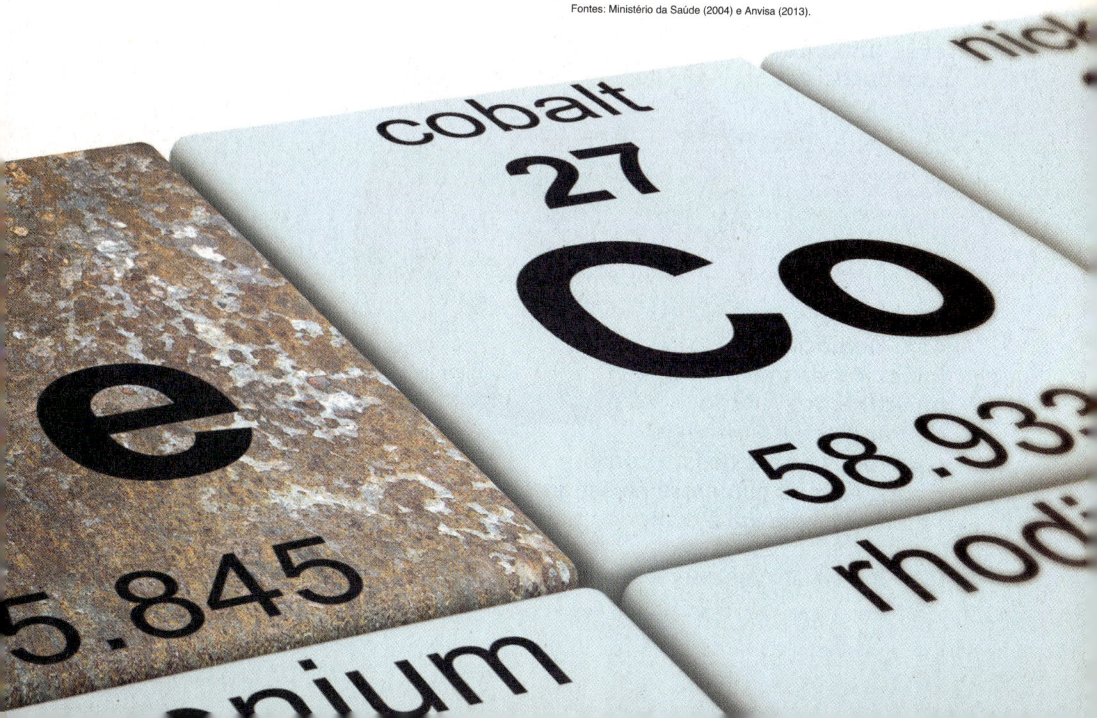

Qual é a função da hemoglobina?

As hemácias são os glóbulos vermelhos do sangue, onde ficam as hemoglobinas – moléculas transportadoras do oxigênio. A hemoglobina é a molécula mais importante para a vida, pois sem ela o oxigênio não seria trocado e transportado. Ela contém átomos de ferro, os quais conferem a cor vermelha, fazendo a ligação direta com o oxigênio em um mecanismo bioquímico de oxidação e desoxidação.

A anemia decorre da diminuição do teor de hemoglobina no sangue circulante. Segundo a OMS, homens com níveis de hemoglobina inferiores a 13 g/dl e mulheres com níveis menores que 12 g/dl podem ser diagnosticados com anemia. * 2

Constituição do sangue

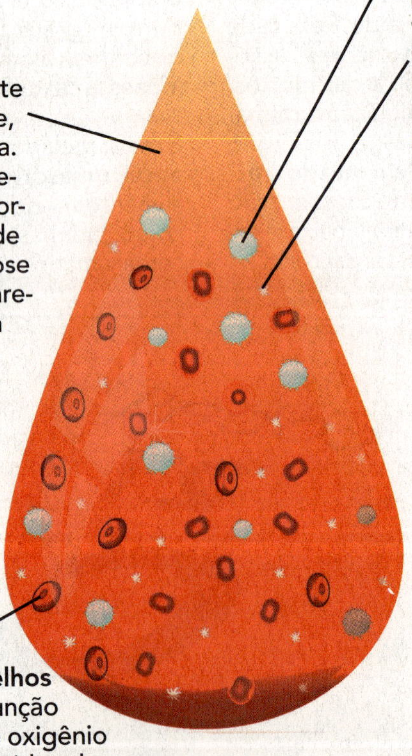

Por dentro do sangue

O sangue é um tecido conjuntivo composto por diversas células diluídas em um veículo líquido, chamado plasma. Ao colher uma amostra de sangue, adicionar anticoagulantes e a deixá-la em repouso em um tubo de ensaio por algumas horas, pode-se observar que a parte vermelha sedimenta-se no fundo e, na parte de cima, sobrenada uma substância citrina e líquida, o plasma. Na parte vermelha estão as células ou os chamados elementos figurados do sangue. No plasma ficam nutrientes e várias proteínas, dentre elas as proteínas da coagulação e da anticoagulação do sangue.

As células sanguíneas são muitas. Mas, na prática, podem ser divididas em três grandes grupos: as hemácias ou glóbulos vermelhos (que não são, propriamente, células); os leucócitos ou glóbulos brancos; e as plaquetas, pequenos pedaços de uma grande célula que fica na medula óssea (megacariócito), exercendo papel muito importante na hemostasia primária (controle inicial dos sangramentos).

De um modo geral, pode-se dizer que as hemácias funcionam como transportadoras de oxigênio, os leucócitos atuam na defesa do organismo contra as infecções por agentes externos e, as plaquetas, servem para ajudar na coagulação do sangue, entre outras funções. *2

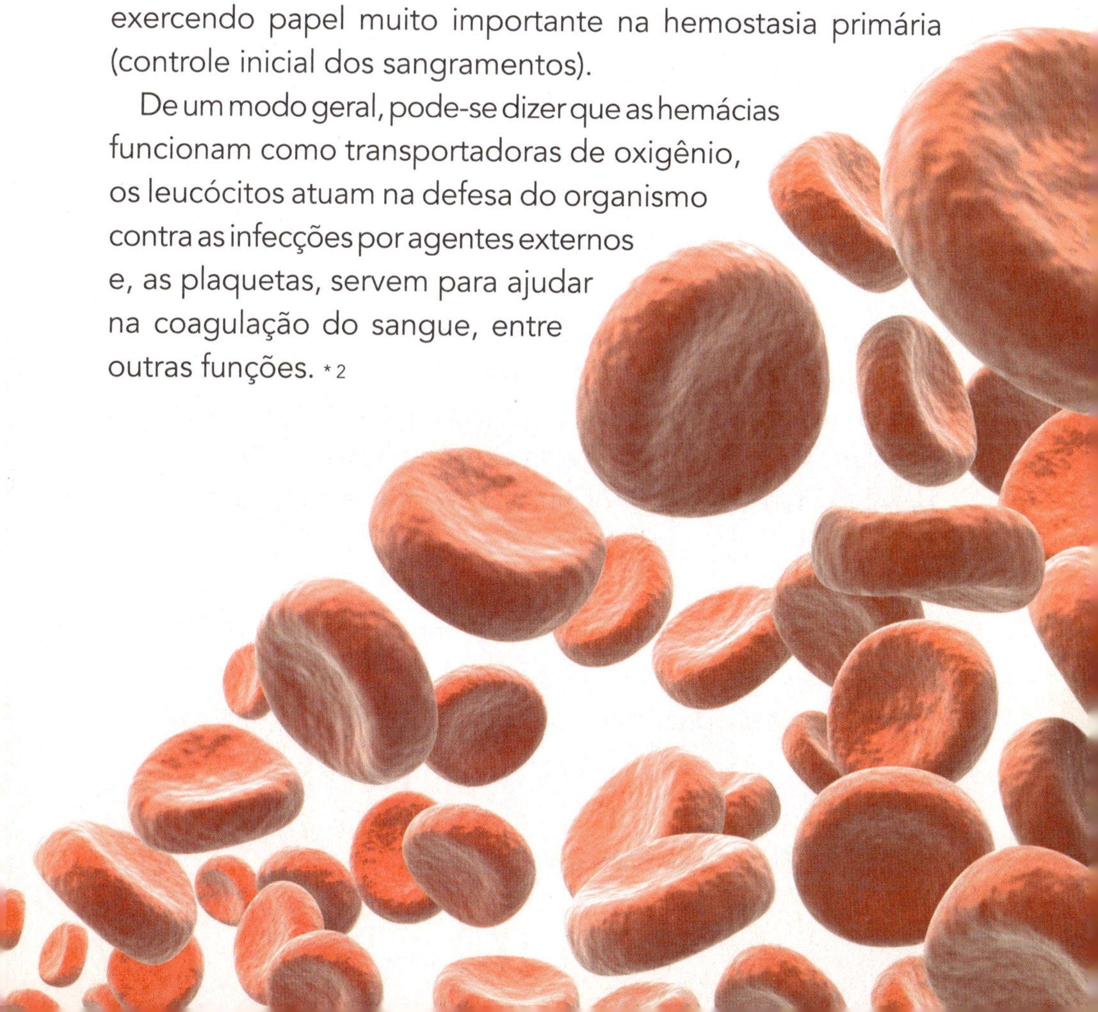

O que é a anemia aguda?

Considera-se a anemia como aguda quando alguém, que tinha níveis normais de hemoglobina há poucos dias ou horas, sofre uma queda abrupta desses níveis. Isso pode acontecer por um sangramento intenso, por uma rápida infiltração da medula óssea, como ocorre nas leucemias agudas, ou por insuficiência na produção do sangue, como na anemia aplástica. *2

O que é a anemia crônica?

A anemia é considerada crônica quando a queda do teor de hemoglobina acontece aos poucos, por um longo período, geralmente meses. Uma causa muito comum de anemia crônica é a perda sanguínea lenta e gradual, às vezes oculta, pelo tubo digestivo. Outra causa também presente é a perda por meio de fluxo menstrual muito intenso, por vários meses. Essa ocorrência ficou ainda mais comum por conta do maior acesso de obesos à cirurgia gástrica bariátrica. Tais perdas, isoladas ou associadas à dificuldades de absorção do ferro, provocam a chamada anemia ferropriva ou por déficit de ferro. *2

O que é a anemia adquirida?

A anemia adquirida ocorre quando um indivíduo que não tinha anemia passa a sofrer do problema, por uma determinada causa, ao longo da vida. Pode ser carencial, como por deficiência de ferro, vitamina B12, ácido fólico ou outros nutrientes, ou ter outras causas, como a destruição das hemácias por anticorpos, por elementos tóxicos ou invasivos à medula óssea, dentre estes, as células leucêmicas (ou células estranhas à medula). *2

Quais são as anemias hereditárias?

As anemias hereditárias mais comuns são a anemia falciforme e as talassemias. A anemia falciforme acontece por um defeito genético que produz uma hemoglobina anormal, a hemoglobina

S, que gera um defeito bioquímico quando cede oxigênio (a polimerização) resultando em uma hemácia anormal, em forma de foice. Já as talassemias acontecem, principalmente, por mutações que resultam em uma produção reduzida de cadeias da molécula da hemoglobina alfa ou beta. Daí os termos alfa ou beta talassemias. Existem outros tipos de talassemias, que ocorrem por outros defeitos genéticos menos frequentes.

Outras causas hereditárias de anemias podem ser por defeitos genéticos que perturbam o metabolismo interno da hemácia, como a deficiência da enzima G6PD, ou por anormalidades genéticas que resultam em defeitos na membrana da hemácia, tornando-a mais frágil e mais facilmente destrutível, como ocorre na esferocitose hereditária. *2

Hemácias normais e falciformes

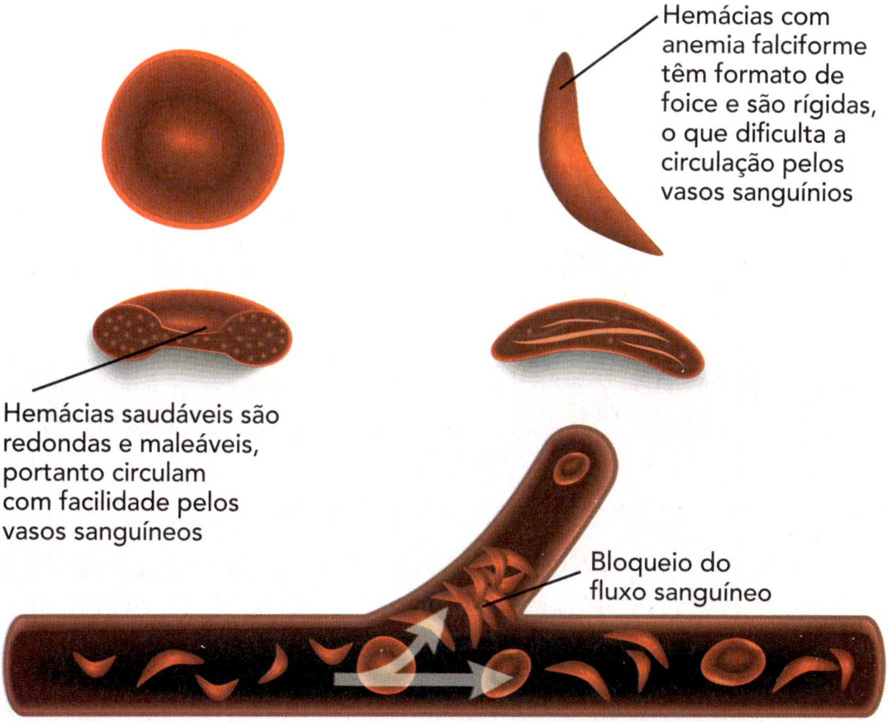

Que causas podem estar por trás de um quadro de anemia?

Previamente, é importante entender que as hemácias são produzidas na medula óssea. Após um período de maturação, que dura cerca de sete dias, elas são liberadas para a corrente sanguínea onde circulam por 120 dias até serem destruídas no baço e em outros órgãos. Assim, as anemias podem surgir por três grandes causas:

- Diminuição de produção de hemácias na medula óssea (aplasia de medula óssea, leucemias, metástases cancerígenas, deficiência de vitamina B12 ou ácido fólico);
- Destruição excessiva das hemácias (também chamadas de anemias hemolíticas, que podem ser de nascença, como a anemia falciforme e as talassemias, ou adquiridas, como nas infecções severas, autoimunes, com destruição por autoanticorpos);
- Perda excessiva de sangue (hiperfluxo menstrual e hemorragias digestivas). *3 Angelo Atalla, chefe do Serviço de Hematologia e Transplante de Medula Óssea do Hospital Universitário da Universidade Federal de Juiz de Fora (UFJF).

Além da deficiência de ferro, a falta de outros nutrientes pode levar à anemia?

As anemias por deficiências nutricionais ocorrem por falta de algum elemento da dieta, seja por alimentação desbalanceada ou por dificuldade de absorção do próprio organismo. Neste grupo, a causa mais comumente observada é a deficiência de

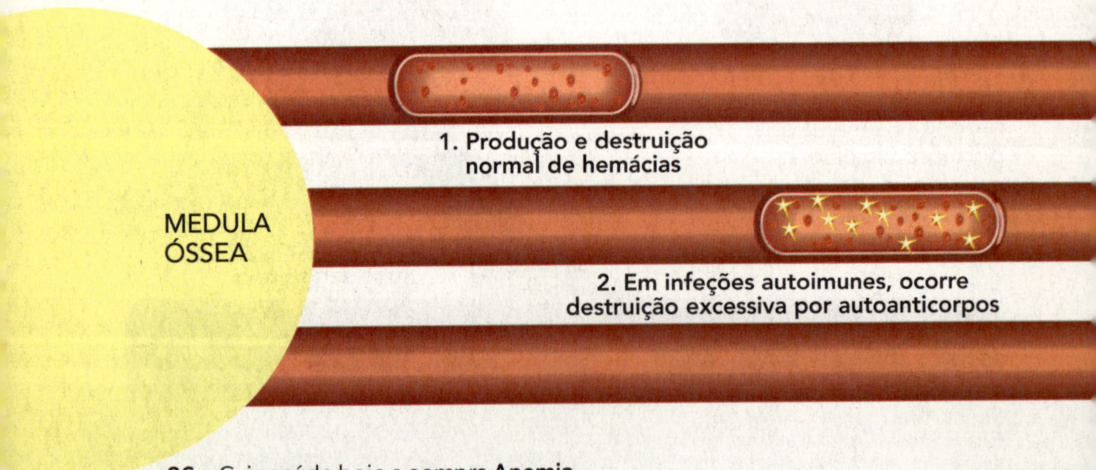

ferro, mas também podem ocorrer deficiências de vitamina B12 e de ácido fólico. Por isso, uma alimentação balanceada e variada é importante para evitar a doença. * 4 José Mauro Kutner, médico hematologista do Hospital Israelita Albert Einstein.

O excesso de ferro também pode levar à anemia?

Não. O que ocorre é a falta de aproveitamento do ferro para a formação da hemoglobina, molécula que transporta o oxigênio aos tecidos de nosso corpo. Isso pode ocorrer em várias doenças genéticas ou adquiridas, como talassemias, infecções, doenças reumáticas, tumores malignos etc. Portanto, não é o excesso de ferro que causa anemia e sim falta de utilização do ferro que se acumula no corpo na vigência do estado que provocou a anemia. Por isso, é importante não administrar compostos de ferro sem saber qual é a causa da anemia, pois poderá haver um perigoso atraso no tratamento da doença que a está causando. * 3

Quais são os tipos mais comuns de anemia?

As anemias podem ser classificadas como adquiridas, secundárias e hereditárias. Entre as adquiridas, as mais comuns são as que decorrem de perdas sanguíneas e carência nutricional. As anemias secundárias estão ligadas às doenças crônicas. No que diz respeitos às hereditárias, as mais comuns no Brasil são a anemia falciforme e as talassemias. * 5 Christiane Pereira Gouvea, médica assessora em Hematologia do Fleury Medicina e Saúde.

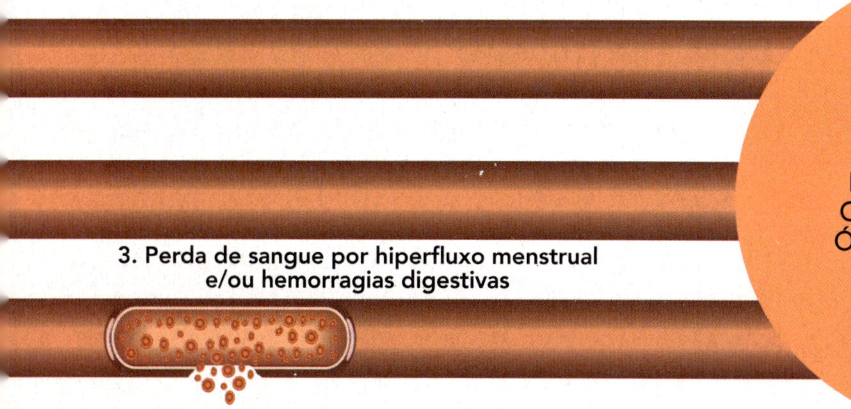

3. Perda de sangue por hiperfluxo menstrual e/ou hemorragias digestivas

Quais as características dos diferentes tipos de anemia (falciforme, ferropriva, perniciosa, hemolítica, aplástica, fanconi, megaloblástica e refratária)?

A anemia é a doença do sangue mais comum. Segundo a OMS, caracteriza-se pela diminuição da taxa de hemoglobina no sangue e pode ter várias causas, tais como ingesta alimentar pobre em ferro, doenças genéticas, perda de sangue crônica, câncer, distúrbios da absorção de ferro e vitamina B12, entre outras. O tratamento de cada anemia depende da sua causa. Dentre os vários tipos, estão:

Anemia ferropriva: é causada pela baixo consumo de alimentos ricos em ferro ou por perda de sangue (hemorragias agudas ou crônicas). Pode ser identificada no exame de sangue chamado hemograma. O tratamento baseia-se na suplementação de ferro por ingesta (comprimido) ou intravenosa, além de uma dieta rica neste mineral.

Anemia aplástica: também chamada de aplasia de medula óssea (espécie de "fábrica de sangue"), é uma anemia grave que, além de queda da hemoglobina, provoca a diminuição de outras células do sangue (leucócitos e plaquetas). O tratamento é realizado com medicamentos imunossupressores, transplante de medula óssea e transfusão de sangue.

Anemia falciforme: é um tipo genético de anemia. Relaciona-se, principalmente, à população de pele negra e é transmitida de pais para filhos. Nela, ocorre a destruição das células vermelhas do sangue (levando à queda da hemoglobina), causando sintomas como icterícia (olhos amarelos), inchaço e dor em diversas partes do corpo. Deve ser tratada por meio da alimentação balanceada, transfusão de sangue, aconselhamento genético e, em alguns casos, exige o transplante de medula óssea.

Anemia perniciosa: é causada pela deficiência da vitamina B12 no organismo e pode provocar neuropatia e diminuição periférica (lesão nos nervos). Esta anemia pode resultar em graves danos neurológicos se não houver o tratamento adequado. O tratamento é realizado por meio da reposição da vitamina B12.

Anemia hemolítica: é uma doença autoimune que produz anticorpos responsáveis pela destruição dos glóbulos vermelhos do sangue. Ela é mais comum em mulheres e gera sintomas como palidez, tontura, marcas roxas na pele, olhos secos, entre outros. Tem cura e esta pode ser alcançada com medicamentos, sendo necessário, em alguns casos, a cirurgia de retirada do baço.

Anemia de Fanconi: de origem genética, caracteriza-se por apresentar sintomas como anomalias nos dedos e no rosto. Pode ser diagnosticada por volta dos quatro anos de idade, ao observar os sinais clínicos da doença. O tratamento é feito com transplante de medula óssea e uso de medicamentos imunossupressores.

Anemia megaloblástica: é um tipo de anemia caracterizado pelo tamanho aumentado das hemácias, provocado pela deficiência de vitamina B12 e/ou ácido fólico, entre outras causas. O tratamento deste subtipo de anemia é realizado através da reposição destes compostos via oral (comprimido) ou através da via parenteral (injeção intramuscular).

Anemia refratária: é uma das doenças chamadas de síndrome mielodisplásica. É um tipo de câncer da medula óssea, ou seja, um "câncer do sangue". O tratamento é realizado com quimioterapia e transplante de medula óssea. Trata-se de um tipo raro de anemia. * 6 Jaisson André Pagnoncelli Bortolini, médico hematologista do Hospital CEPON (Centro de Pesquisas Oncológicas).

O que é a talassemia?

As síndromes talassêmicas são um grupo heterogêneo de distúrbios genéticos em que a produção de hemoglobina normal é parcial ou completamente suprimida, devido ao desequilíbrio na síntese das cadeias de globina que formam a hemoglobina. De acordo com frequência e gravidade, as mais importantes são as alfa e beta talassemias. No Brasil, destacamos a beta talassemia, que se apresenta sob três formas clínicas: maior (forma grave de anemia), intermediária (forma menos grave da anemia) e a menor (forma assintomática). * 1

Qual a anemia adquirida mais comum?

A anemia adquirida mais comum é a anemia ferropriva, onde há falta de ferro. Isso ocorre quando existe algum sangramento, como nas mulheres, em caso de menstruação muito abundante, ou quando o paciente apresenta úlceras gástricas ou lesões intestinais que sangram. Muitas vezes, a anemia ferropriva pode ser o primeiro sinal de um câncer do intestino. Outra anemia adquirida bastante comum é a megaloblástica, que pode ocorrer por falta de vitamina B12 ou folato. * 7 Belinda Pinto Simões, médica hematologista e professora do Departamento de Clínica Médica da Faculdade de Medicina de Ribeirão Preto (FMRP/USP).

O que é anemia profunda?

O termo "anemia profunda" deve ser analisado em sintonia com o quadro clínico que o paciente apresenta. Refere-se, principalmente, à magnitude de sintomas que a anemia causa na pessoa acometida. Deve-se evitar este conceito baseado apenas no número de glóbulos vermelhos ou na dosagem de hemoglobina que o hemograma revela. Por exemplo, um paciente jovem com os sistemas cardiovascular e respiratório normais pode tolerar níveis acentuados de anemia com poucos sintomas. O mesmo não ocorreria em um paciente com doença cardíaca, pulmonar ou com idade avançada, fase na qual pequenas quedas no número de hemácias podem trazer intensas repercussões em sua qualidade de vida, implicando em riscos à sua vida.

Outro fator importante é a velocidade em que a anemia se estabelece no organismo. Pacientes nos quais ela se instala lentamente, em meses ou anos, conseguem fazer com que o organismo se adapte e podem ter mínimos sintomas, mesmo com anemia severa. Ao contrário, quando a anemia se instala rapidamente, como ocorre em uma hemorragia aguda, pequenos níveis de anemia podem ser acentuadamente sintomáticos. Em resumo, o médico sempre deve interpretar os exames de anemia avaliando o caso em consonância com o quadro clínico do paciente e a magnitude de seus sinais e sintomas. *3

A anemia é considerada um problema de saúde pública?

Sim. No Brasil ainda existem regiões nas quais a ingestão de ferro e vitaminas do complexo B são insuficientes, semelhante ao que ocorre em outros países em desenvolvimento, ocasionando as anemias carenciais. Além das anemias adquiridas, destaca-se a doença falciforme, que é a anemia genética mais comum em nosso País e com alto índice de portadores, o que indica a necessidade de investimentos em programas de triagem neonatal e tratamento adequado das manifestações clínicas para melhorar a qualidade de vida dos portadores. Em países desenvolvidos, a carência nutricional não é a causa mais comum. Porém, a anemia associada a doenças crônicas, como insuficiência renal, câncer, doenças reumatológicas e inflamatórias crônicas, passa a apresentar maior importância pela prevalência em idosos. *5

Em que contextos as anemias são mais comuns?

Embora sejam um problema de saúde pública presente no mundo todo, nota-se que as anemias carenciais ocorrem com maior incidência nos países em desenvolvimento, devido ao baixo acesso da população a proteínas de origem animal. Além disso, o absenteísmo provocado pela astenia (fraqueza), típica da anemia, também pode ser visto como fator prejudicial no desenvolvimento da economia. *8 Ricardo Teixeira, oncologista, hematologista e diretor médico da Clínica Oncohemato.

A anemia pode ser sinal de uma doença de base?

Certamente. A anemia pode ser um sinal de outras doenças graves, como câncer gástrico, de cólon-reto ou, até, de mielodisplasia, uma neoplasia mieloproliferativa, ou seja, de neoplasias hematológicas malignas da família de leucemias e mielomas. * 8

Que doenças de base podem estar por trás de quadros de anemia?

Um grande número de doenças podem ocasionar anemias, entre elas o câncer (independente do sítio primário), insuficiência renal, doenças inflamatórias crônicas, doenças infecciosas, entre outras. * 5

Como disfunções da tireoide podem estar associadas a quadros de anemia?

São vários os mecanismos que contribuem para a anemia no hipotiroidismo e, por isso, diversos tipos de anemia podem estar presentes. Entre os fatores, destacam-se a diminuição da síntese de hemoglobina por déficit de tiroxina, a deficiência de ferro por aumento das perdas menstruais, bem como a diminuição da absorção intestinal de ferro, além da deficiência de folato por diminuição da absorção intestinal de ácido fólico e a anemia perniciosa com déficit de vitamina B12. * 5

Como problemas gastrointestinais podem estar ligados à anemia?

As anemias por sangramento podem ocorrer por perdas excessivas de sangue, como, por exemplo, a menstruação intensa. O sistema digestivo também pode ser a origem de sangramentos que, por vezes, passam despercebidos, como em úlceras gástricas ou lesões intestinais sangrantes. Por esse motivo, sangramentos devem ser localizados e controlados. * 4

Qual é a importância de investigar a causa das anemias?

Para que seja feito o tratamento adequado, é necessário que se investigue corretamente a etiologia (origem) da anemia. Isto é possível por meio de exames de laboratório, como tomografias e endoscopias, entre outros. * 8

Como a alimentação está ligada ao surgimento de anemia?

Alguns alimentos são fontes de nutrientes fundamentais na síntese de hemoglobina, que é a proteína que dá a cor vermelha ao sangue. Entre eles, destaca-se a carne vermelha, por ser rica em ferro e vitamina B12. Também são indicados os vegetais verdes escuros, ricos em folato, além de peixe, frango, soja e ovo, ricos em vitamina B12. Quando a ingestão alimentar é deficiente, o consumo destas vitaminas é reduzido e, a síntese da hemoglobina, prejudicada. * 5

Como os fatores genéticos contribuem para o surgimento da anemia?

Alguns tipos de anemia são hereditárias ou congênitas, ou seja, algum familiar transmitiu a alteração genética para o portador. Muitas vezes, os parentes são portadores assintomáticos (heterozigotos) e a manifestação da anemia ocorre somente nos filhos homozigotos (portadores dos genes materno e paterno alterados), a exemplo da anemia falciforme. * 5

Como os fatores ambientais contribuem para o surgimento da anemia?

Pode-se considerar que populações carentes residentes em países em desenvolvimento apresentam maior risco de serem acometidas por anemias, devido à limitações alimentares. No entanto, não há registros científicos de que outros fatores ambientais possam interferir no surgimento ou desenvolvimento da anemia. * 8

Existe um grupo de risco para o desenvolvimento de anemia?

Sim. Estão mais propensas pessoas com dietas muito restritivas, que não consumam os nutrientes essenciais para a formação da hemoglobina, bem como idosos, crianças, portadores de doenças crônicas e indivíduos submetidos a grandes cirurgias do trato digestivo, nos quais a superfície de absorção das vitaminas da dieta pode estar prejudicada. *5

O uso de quimioterápicos pode aumentar os riscos de anemia?

Sim. A quimioterapia pode levar ao desenvolvimento de anemia. As principais causas são as náuseas e vômitos comuns a este tipo de tratamento. Os medicamentos fazem com que o indivíduo se alimente em menor quantidade e, com isso, a ingesta de nutrientes fica prejudicada. Além disso, alguns quimioterápicos interferem na produção dos glóbulos vermelhos pela medula óssea, diminuindo a contagem de hemácias e levando, consequentemente, à anemia. *5

O uso excessivo de alguns medicamentos pode estar relacionado a quadros de anemia?

Sim. O principal grupo de medicamentos nesse sentido é o dos anti-inflamatórios, que podem levar a pequenos sangramentos do trato digestivo, muitas vezes imperceptíveis. Em longo prazo, tais sangramentos podem causar anemia ferropriva por perda sanguínea. *5

Como as verminoses podem causar quadros de anemia?

Alguns vermes são capazes de se fixar à parede do intestino e, com isso, fazem com que a pessoa tenha sangramentos crônicos nas fezes, muitas vezes ocultos. A perda sanguínea crônica, mesmo em pequena quantidade, pode levar a quadros graves de anemia, inclusive com necessidade transfusional. *5

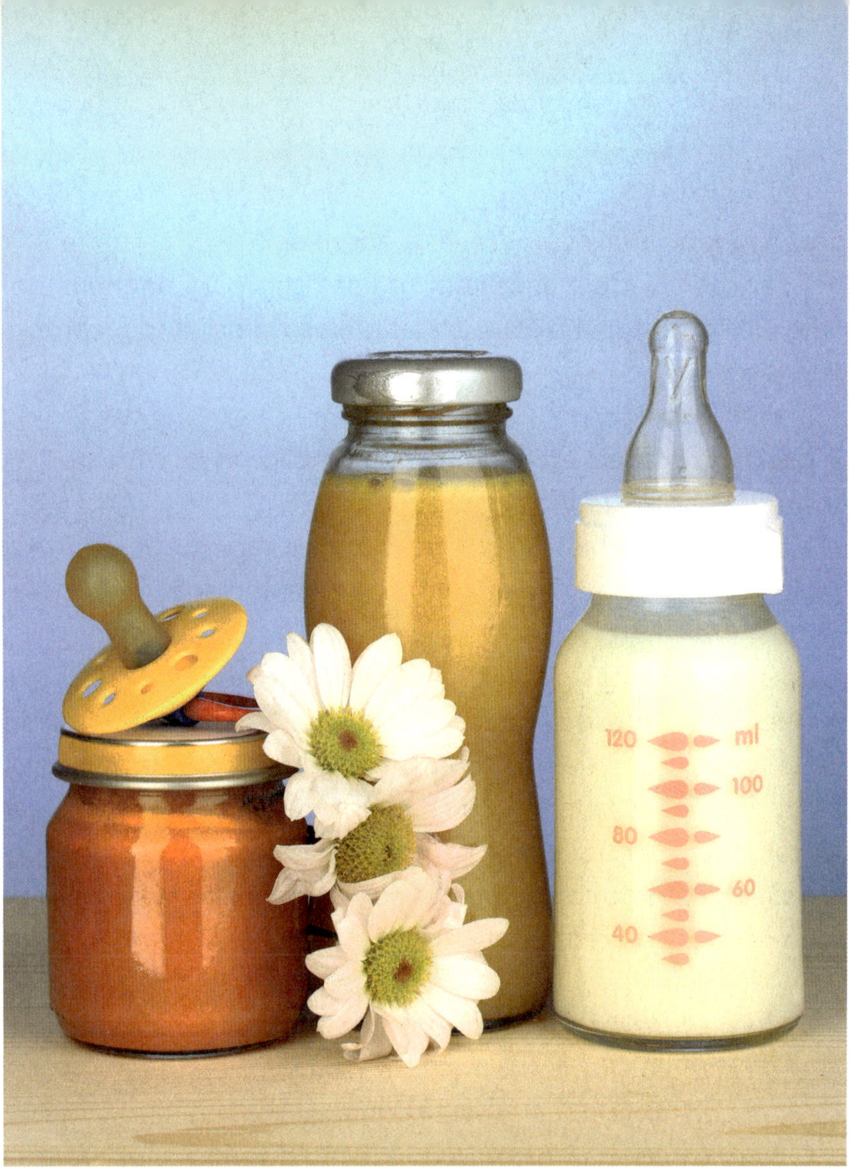

Crianças são mais propensas a ter anemias?

Crianças, especialmente com menos de dois anos, são mais suscetíveis a desenvolver anemias de causa nutricional, particularmente por carência de ferro. Isso se deve a questões relacionadas à gestação e ao parto (como prematuridade, baixo peso, sangramentos etc), aleitamento materno insuficiente, introdução precoce de leite de vaca, uso de alimentos pobres em ferro e parasitoses. Mas, adolescentes com distúrbios menstruais (menstruação excessiva) também podem apresentar anemia. * 9 Rosana Cipolotti, membro do Comitê de Hematologia Pediátrica da Associação Brasileira de Hematologia, Hemoterapia e Terapia Infantil.

Qual a idade mais vulnerável à anemias?

Crianças até dois anos têm maior risco para anemias por falta de ferro e também para anemias hereditárias, como a falciforme. *9

É preciso ter mais atenção na prevenção da anemia nos primeiros anos de vida?

Sim, por ser uma fase de crescimento rápido, de alta taxa metabólica e de maior vulnerabilidade nutricional. *9

Quais os prejuízos gerados pela anemia na infância?

Anemia, por qualquer causa, pode comprometer o crescimento de crianças, além de interferir na qualidade do aprendizado e comprometer as defesas contra infecções. A falta de ferro, especificamente, também compromete a produção de energia em todas as células do corpo, interferindo na contração dos músculos e no controle da temperatura. *9

Sabe-se que o ferro também tem papel na formação dos músculos. Durante a fase de crescimento, crianças devem consumir mais ferro do que adultos?

O ferro é importante para a contração dos músculos, porque integra a mioglobina, proteína que participa dessa atividade muscular. Crianças até dois anos, chamadas lactentes, necessitam de ferro de alto valor biológico, que é o tipo de ferro que é mais facilmente absorvido na porção final do intestino delgado, o íleo. Esse é o ferro presente nos alimentos compostos de proteína animal (carne bovina, por exemplo). O ferro de baixo valor biológico (presente em vegetais folhosos, grãos e frutas, por exemplo) também é importante, desde que acompanhado de alimentos que facilitem sua absorção, como a vitamina C das frutas cítricas e as proteínas de origem animal. O leite, por outro lado, atrapalha a absorção do ferro dos vegetais, quando consumidos juntos. *9

É indicada a suplementação de ferro durante a fase de crescimento?

Bebês nascidos prematuros e/ou com baixo peso devem receber suplementação de ferro na forma de medicamento durante os primeiros dois anos de vida. Essa mesma conduta vale para lactentes que não são alimentados com leite materno nem fórmula láctea infantil adequada para a idade e enriquecida com ferro. Bebês nascidos em termo (no tempo adequado), com peso normal e amamentados exclusivamente ao seio até seis meses, não requerem suplementação com ferro medicamentoso. Após os seis meses, devem ser suplementados os bebês que não estiverem ingerindo pelo menos 500 ml de fórmula láctea infantil rica em ferro por dia, bem como aqueles que não ingerirem alimentos ricos em ferro na dieta não láctea diária. Existem autores que recomendam a suplementação universal até dois anos de vida, conduta adotada por alguns pediatras. *9

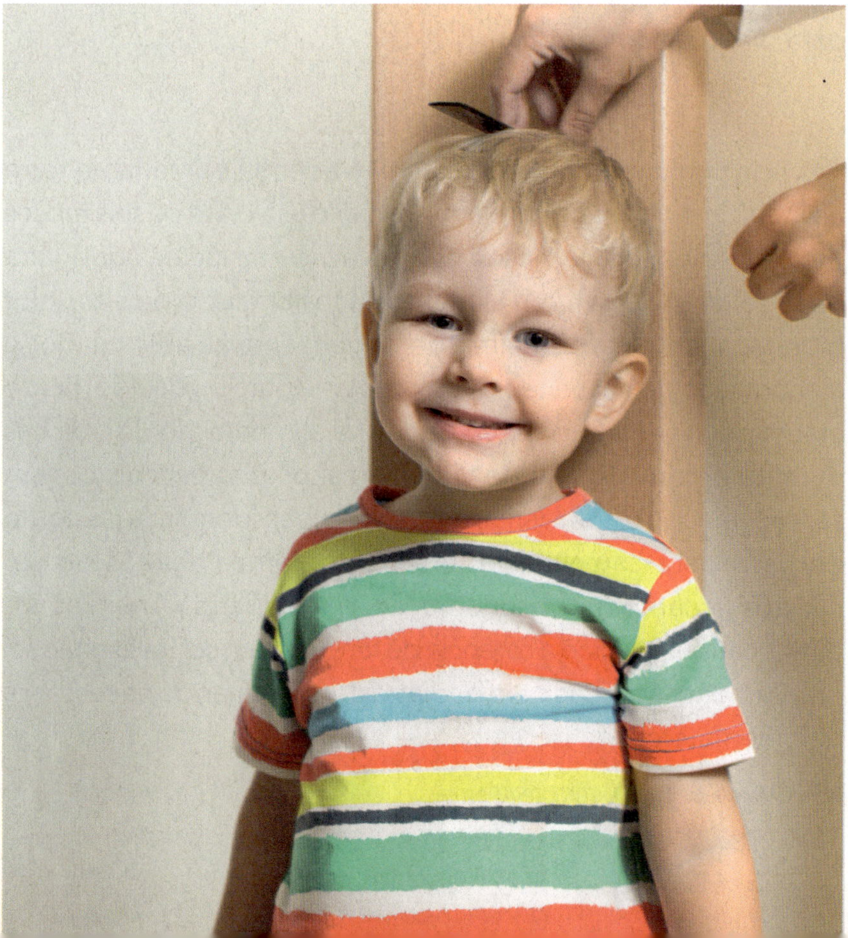

Como a anemia pode afetar o crescimento e o aprendizado infantil?

Anemia se traduz por falta de hemoglobina, a proteína que leva oxigênio aos tecidos. A falta de oxigênio dificulta a multiplicação das células do organismo, comprometendo o crescimento, além de afetar a atividade cerebral e a atenção, prejudicando a aprendizagem. * 9

Quais são os principais sinais a serem observados pelos pais?

Pode-se observar palidez nas palmas das mãos, plantas dos pés, orelhas e parte interna das pálpebras inferiores, mas esses sintomas ocorrem apenas nos casos de anemias moderadas ou graves. Falta de vontade para brincar, desatenção e falta de apetite também podem sugerir presença de anemia. Casos de anemia leve, mas que também interferem no crescimento e aprendizagem, podem ter manifestações pouco evidentes e requerem consulta médica e, possivelmente, exames laboratoriais para diagnóstico correto. * 9

Como prevenir a anemia na infância?

A principal medida para prevenir a anemia por falta de ferro na infância é o aleitamento materno exclusivo até os seis meses de vida. Após os seis meses, alimentação não láctea adequada deve ser associada, com alimentos ricos em ferro de alto valor biológico, como as proteínas de origem animal, adicionados à alimentação diária. Leite de vaca integral, puro ou diluído, fluido ou em pó, não devem ser utilizados na alimentação de crianças durante o primeiro ano de vida. Parasitoses intestinais devem ser prevenidas e combatidas. Em situações identificadas como de risco para carência de ferro, a suplementação deve ser iniciada – sempre sob orientação do pediatra. Anemias de outras causas que não a carência de ferro devem ser investigadas, prontamente tratadas pelo pediatra geral e, quando necessário, pelo hematologista pediátrico. * 9

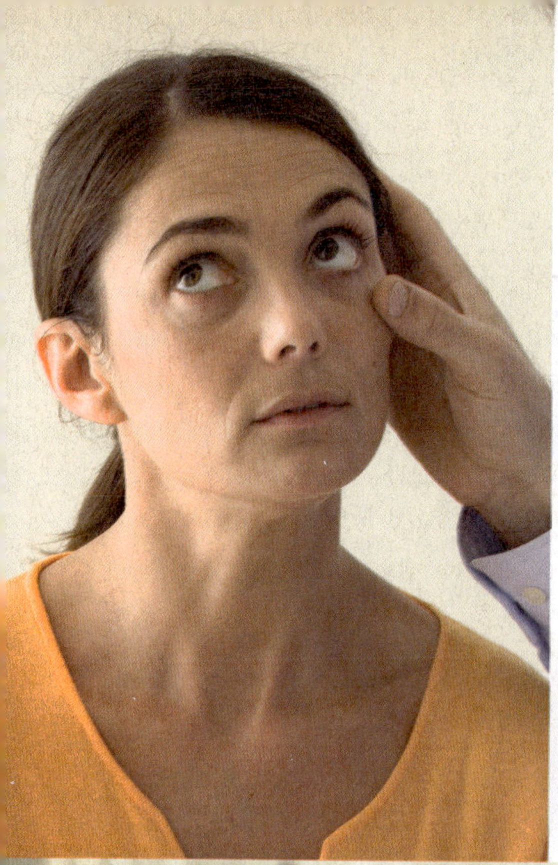
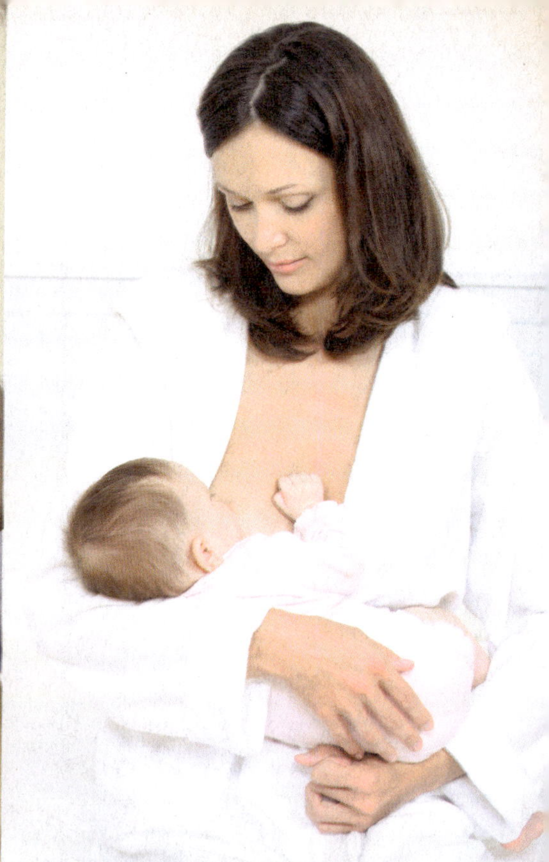
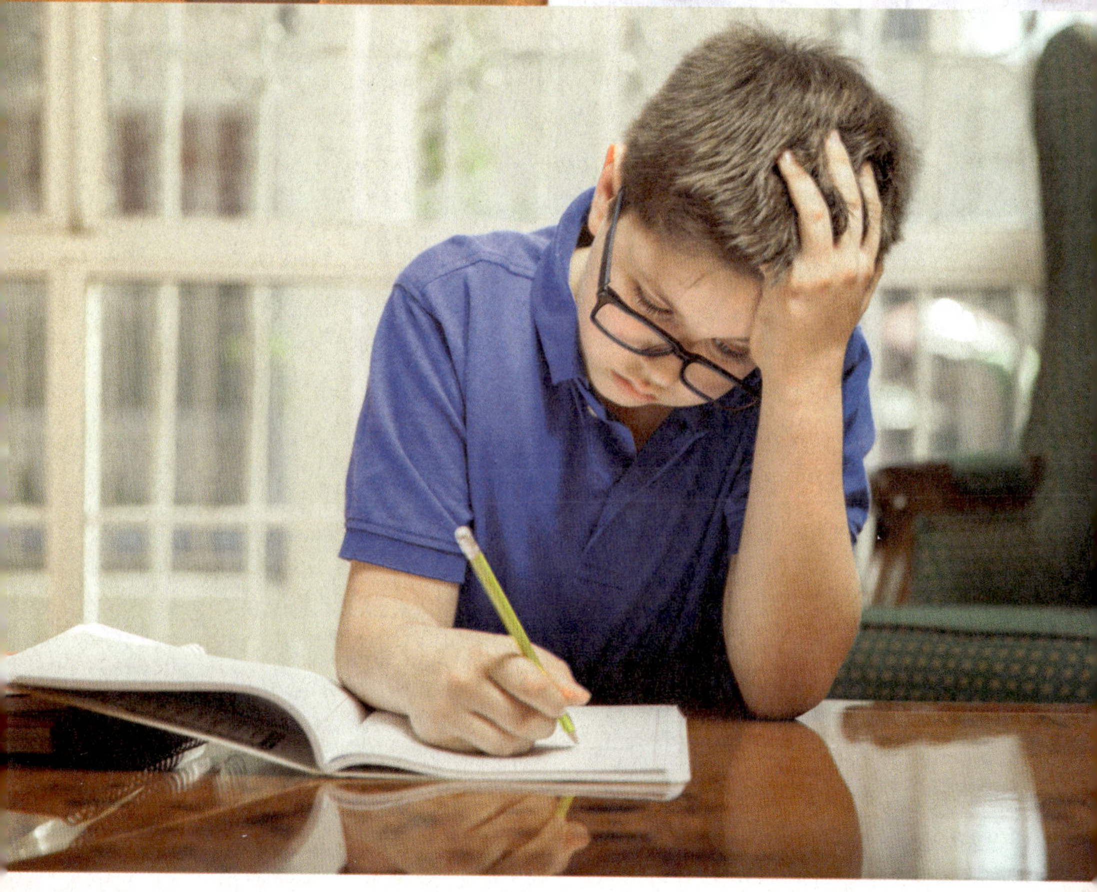

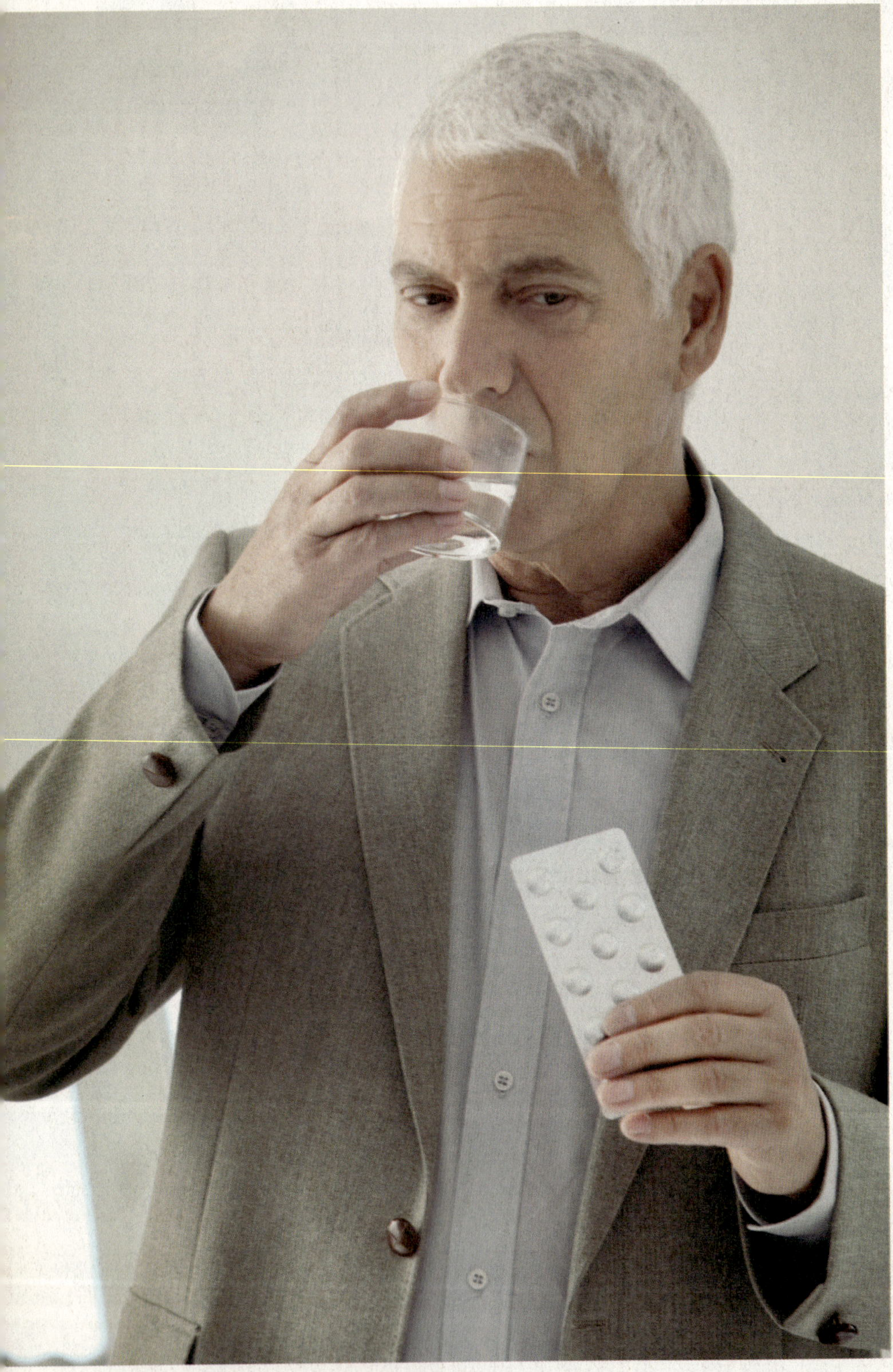

Idosos têm risco aumentado de desenvolver anemias?

Sim. Existem vários fatores que aumentam a propensão de idosos a anemia. Entre eles está o uso de medicamentos que podem inibir a produção de glóbulos vermelhos, como uso frequente de aspirina, que pode levar a sangramentos digestivos ocultos, além de alimentação deficiente e maior propensão a doenças neoplásicas ou crônicas. * 3

A capacidade de absorção do ferro é diminuída em idosos?

Sim, mas desde que tenhamos uma causa para tal. Por si, a absorção não é diminuída, mas estes pacientes podem ter quadros de diminuição do ácido clorídrico gástrico, doenças inflamatórias intestinais, cirurgias gástricas anteriores e cirurgias bariátricas, entre outras menos frequentes. * 3

É preciso ter cuidados especiais na alimentação de idosos?

Manter uma nutrição balanceada, que tenha aporte diário de ferro de, pelo menos, 1 mg ao dia, é essencial. O ferro pode ser encontrado em vários alimentos de origem animal ou vegetal e o nutricionista é a pessoa indicada para fazer este aconselhamento. * 3

Que riscos a anemia pode representar a idosos?

A anemia pode representar risco aos idosos de duas formas: a primeira, e mais importante, ocorre nos casos em que a anemia se expressa como sintoma de uma doença oculta, como uma neoplasia (tumor). A segunda forma se deve ao fato de que os idosos têm maior dificuldade de adaptação a pequenas quedas do número de hemácias, o que pode agravar sintomas cardiovasculares ou neurológicos, além de acentuar fadiga e reduzir acentuadamente a qualidade de vida. * 3

Mulheres estão mais propensas a desenvolver anemias?

As mulheres têm maior propensão a um tipo específico de anemia, a ferropriva (por deficiência de ferro). Ela ocorre, principalmente, em pessoas em idade fértil que têm fluxos menstruais intensos, com coágulos, em casos de múltiplas gestações ou, ainda, em mulheres que têm dietas muito restritivas para emagrecimento. A perda de ferro pela menstruação é pequena a cada mês, mas as somas das perdas mensais no decorrer da vida podem levar a uma progressiva queda dos estoques naturais de ferro no organismo feminino. * 3

O que deve ser feito em casos de menstruações excessivas?

A melhor maneira de evitar a anemia é procurar o ginecologista e discutir a melhor terapia para regularizar os ciclos menstruais. * 3

É preciso que haja algum cuidado especial na alimentação após a menarca?

É importante que se mantenha uma dieta adequada de ferro, encontrado nas carnes, especialmente a vermelha, além de vegetais. No entanto, não é uma dieta diferente de qualquer outra indicada para adultos saudáveis. * 3

Quais são as causas mais comuns de anemia em homens?

Nos homens, as causas mais frequentes são as perdas intestinais. Uso de aspirina, esofagites e gastrites erosivas, úlceras, sangramento em intestino grosso por divertículos, pólipos ou tumores também são comuns. * 3

É comum haver anemia durante a gestação?

Normalmente, a grávida apresenta uma diluição do sangue. Por isso, tem o nível de hemoglobina mais baixo do que o de uma mulher que não está grávida. Porém, isso não é considerado anemia. Na gestação, há uma sobrecarga maior de ferro, pois existem as necessidades do feto. Assim, se grávida não mantiver uma boa alimentação, terá maior risco de desenvolver uma anemia. * 10 Carolina Ambrogini, ginecologista e obstetra da Universidade Federal de São Paulo (Unifesp).

Quais são as causas da anemia na gestação?

A principal causa de anemia na gestação é a deficiência de ferro (95%) que acomete cerca de 40 a 70% das gestantes, sendo a população de maior risco as grávidas adolescentes, grandes multíparas (três gestações ou mais) e vegetarianas. As anemias por deficiência de vitamina B12 e ácido fólico são mais raras (de 1 para 200 a 1 para 400 partos). Existem, também, as anemias de origem genética, mais comuns em subpopulações com influência de povos mediterrâneos para talassemia e de negros para anemia falciforme. * 10

Como é o tratamento da anemia em gestantes?

A gestante que tem anemia por deficiência de ferro deve ser orientada a melhorar a ingestão de alimentos ricos em ferro (carnes, vegetais de folha escura e grãos). É importante saber que os alimentos devem ser ingeridos com algo ácido, pois a vitamina C aumenta a absorção do mineral. Também deve evitar a ingestão de alimentos ricos em cálcio, como chá-mate e café, após as refeições, pois diminuem a absorção do nutriente. A gestante também deve suplementar o ferro além daquele encontrado em polivitamínicos que, em geral, todas as grávidas usam. Se o caso for grave ou houver intolerância ao ferro oral, este pode ser dado por via intramuscular ou endovenosa. * 10

Como a deficiência de ácido fólico está ligada à anemia?

O ácido fólico é essencial para a formação das células em todo o organismo. Ele pode estar ligado a anemia, porque a molécula da hemoglobina depende dele para a sua formação na medula óssea, mas, em geral, sua deficiência só causa anemia em casos severos de desnutrição. * 10

Qual é a importância da reposição de ácido fólico durante a gestação?

O ácido fólico administrado no primeiro trimestre da gestação é voltado para a prevenção de mal formações neurológicas do feto, como anencefalias e mielomeningocele (coluna aberta). O ideal é que a grávida inicie a reposição de ácido fólico três meses antes de engravidar, para que o feto não tenha as mal formações neurológicas citadas e, em casos de desnutrição severa, anemias, com deficiência de ferro e outros nutrientes. * 10

A partir de quando indica-se a reposição de ferro para gestantes?

A reposição de ferro é indicada a partir da 12 semanas de gestação, pois o feto terá mais demandas nutricionais a partir desse período. Antes disso, o ferro pode piorar os enjoos comuns do primeiro trimestre. * 10

Como a deficiência de vitamina B12 pode estar associada a anemias em gestantes?

A anemia por deficiência de vitamina B12 acontece em gestantes com desnutrição severa ou naquelas que tiveram parte do estômago retirado. O exemplo mais comum são as cirurgias bariátricas, mas, normalmente, há a suplementação dessa vitamina. * 10

Por que é importante manter uma alimentação rica em ferro no período pós-parto?

No período pós-parto, a mulher se recupera das perdas sanguíneas (maiores na cesariana), apresentando também um sangramento uterino mais persistente até um mês após o parto. Por isso, a perda de sangue leva a uma maior necessidade de ferro, para que novas células sanguíneas sejam repostas – já que o ferro é o componente central da hemoglobina. * 10

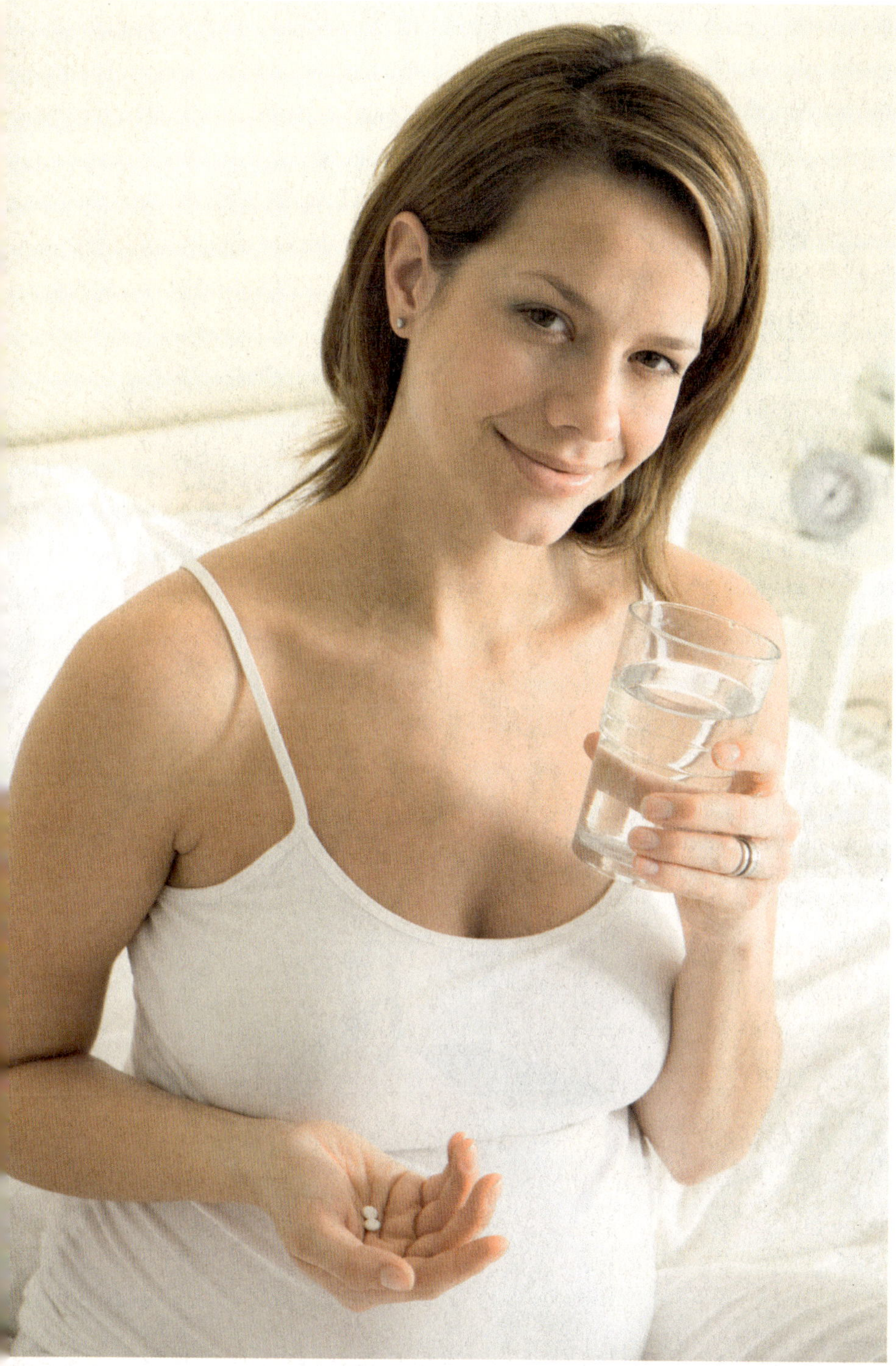

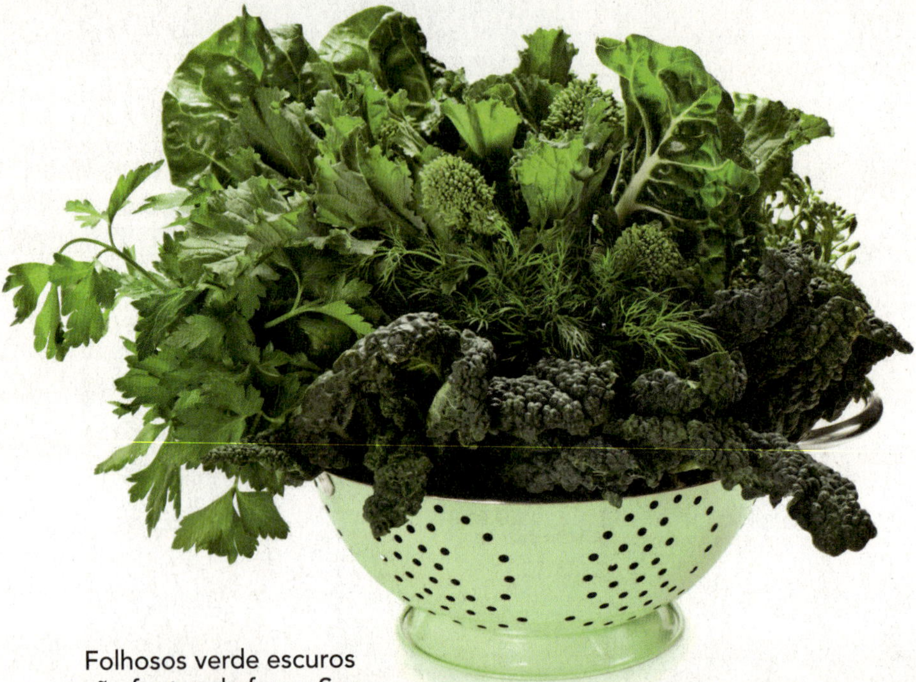

Folhosos verde escuros são fontes de ferro. Seu consumo deve ser aliado a alimentos cítricos, como suco de laranja e limão, os quais melhoram a absorção do nutriente pelo organismo

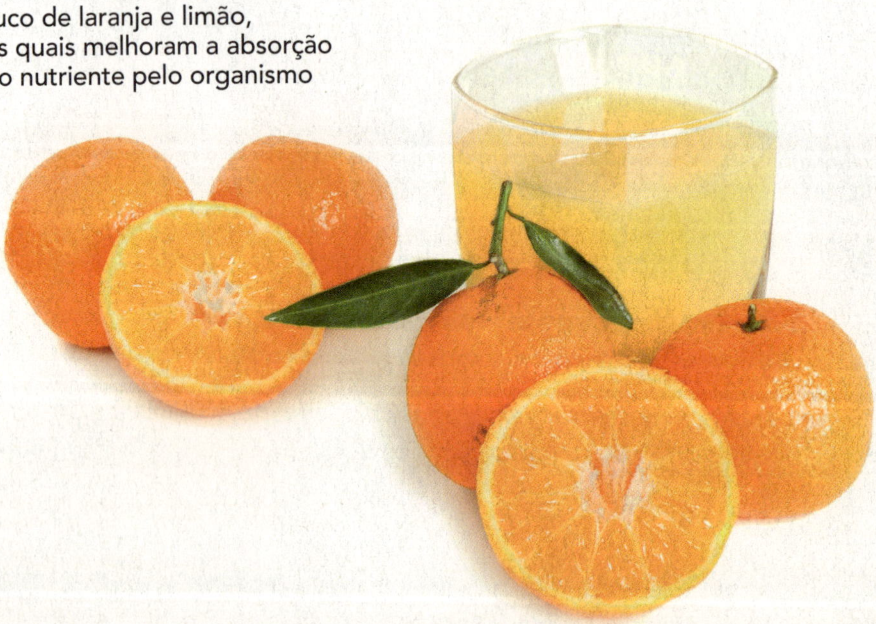

A suplementação deve continuar durante o aleitamento, para evitar anemias?

A anemia ocorre apenas quando a mulher não se alimenta adequadamente. Não há necessidade de suplementação de ferro durante o aleitamento, esta é feita apenas após o parto, para corrigir as perdas sanguíneas decorrentes do processo. A alimentação de lactantes deve conter alimentos ricos em ferro, sendo importante aumentar a ingestão de cálcio (utilizado na composição do leite) e manter de hábitos saudáveis. * 10

A amamentação é capaz de reduzir as chances da criança vir a ter anemia no futuro?

Certamente. Amamentação ao seio exclusiva até seis meses de vida e, na impossibilidade, a utilização de fórmulas lácteas infantis enriquecidas com ferro, reduzem as chances de anemia por carência de ferro na fase de crescimento rápido e contribuem para uma infância e vida adulta mais saudáveis. * 9

Vegetarianos são mais suscetíveis a desenvolver anemias?

Vegetarianos restringem ou abandonam completamente a ingestão de alguns alimentos ricos em ferro e outros nutrientes fundamentais para evitar anemias. Sendo assim, podem ficar mais suscetíveis e, por isso, devem manter acompanhamento médico para diagnosticar, precocemente, as possíveis deficiências de ferro e de outros nutrientes com o intuito de realizar a reposição. Também devem ser estimulados a ingerir ferro por meio de outros alimentos. * 6

Como balancear dietas vegetarianas a fim de evitar anemias?

Vegetarianos necessitam incluir alimentos fontes de ferro, como os vegetais de folhas escuras (como couve e rúcula), sem que haja monotonia alimentar, no cardápio do dia a dia. Também precisam ingerir, frequentemente, alimentos cítricos (como limão e laranja), pois estes melhoram a absorção de ferro pelo organismo. * 11 Isolda Prado, médica nutróloga da Associação Brasileira de Nutrologia (Abran).

Quais são as complicações da anemia não tratada?

As anemias não tratadas levam a estados de fraqueza e cansaço progressivos, podendo piorar os sintomas de outras doenças já existentes, como, por exemplo, em pessoas que têm problemas pulmonares, com deficiência de oxigenação do sangue. Nestes indivíduos, a anemia causará o agravamento dos sintomas. *4

Quais são os sintomas da anemia?

Os sintomas e sinais clínicos são muitos e dependem da intensidade da anemia. Quando há uma importante queda da hemoglobina, os sintomas são mais intensos. Aparecem desde irritabilidade, cansaço, sonolência, falta de ar, tontura, palidez, inchaço nas pernas, sangue na fezes, queda de cabelo, unhas quebradiças a sintomas graves, como desmaios com perda da consciência, parada cardíaca, insuficiência respiratória, entre outros, podendo levar à morte. *6

A anemia pode causar queda de pressão arterial?

Na anemia aguda, que ocorre após hemorragia grave, há uma perda do volume sanguíneo (células e líquidos), levando a queda da pressão arterial por hipovolemia. Neste caso, a imediata reposição de sangue e líquidos na veia é fundamental para recuperar a pressão arterial e reestabelecer a condição clínica do paciente. *6

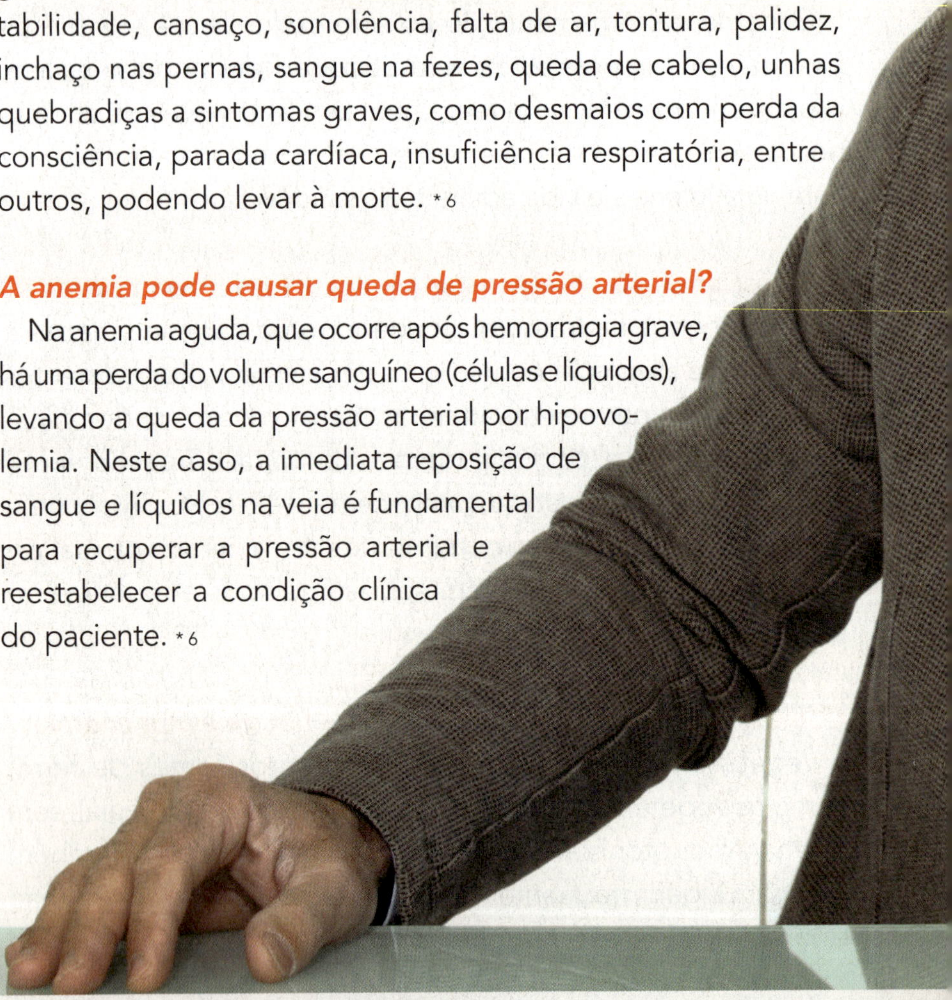

Cansaço e
sonolência,
entre outros,
são sintomas
comuns da
anemia

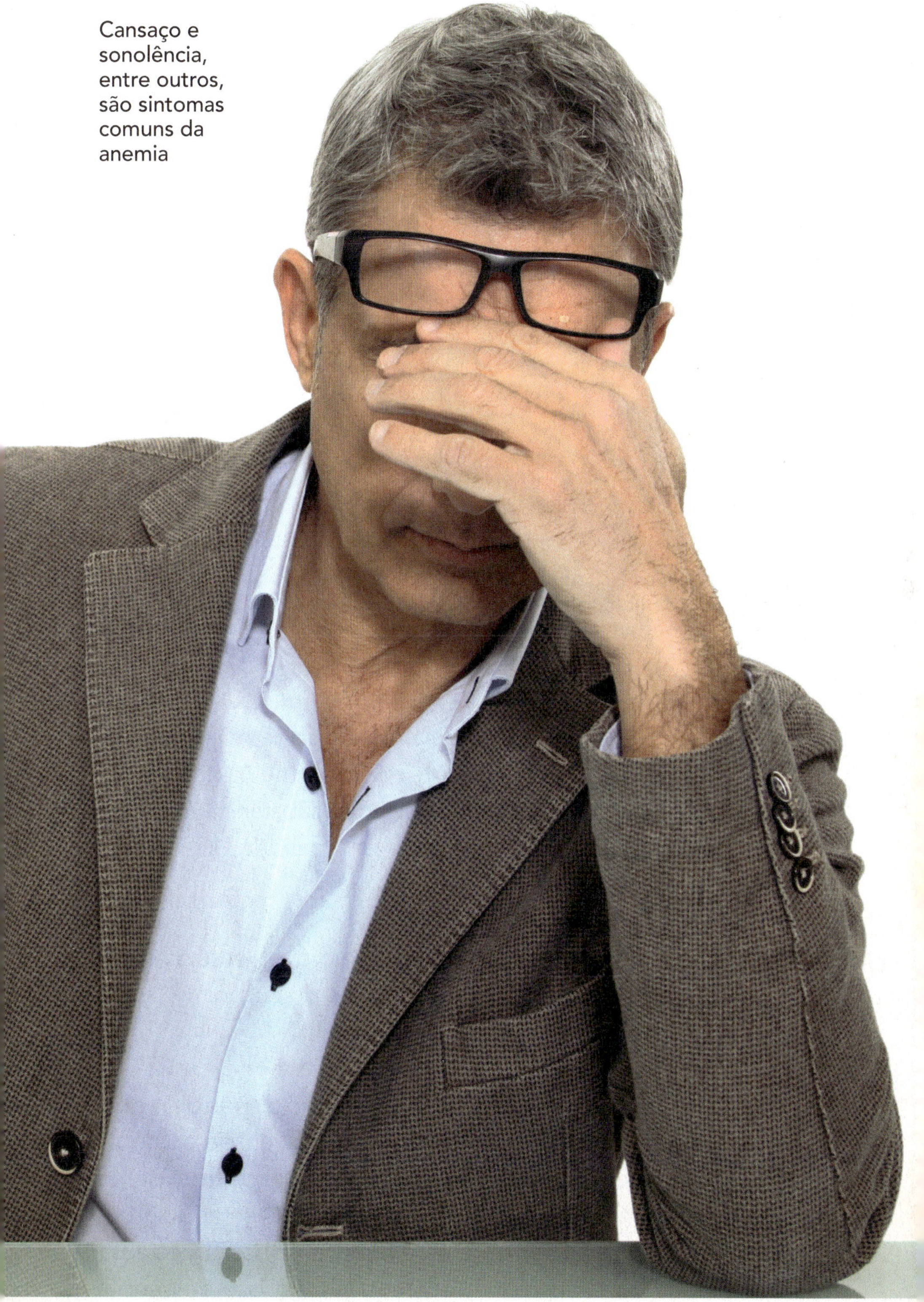

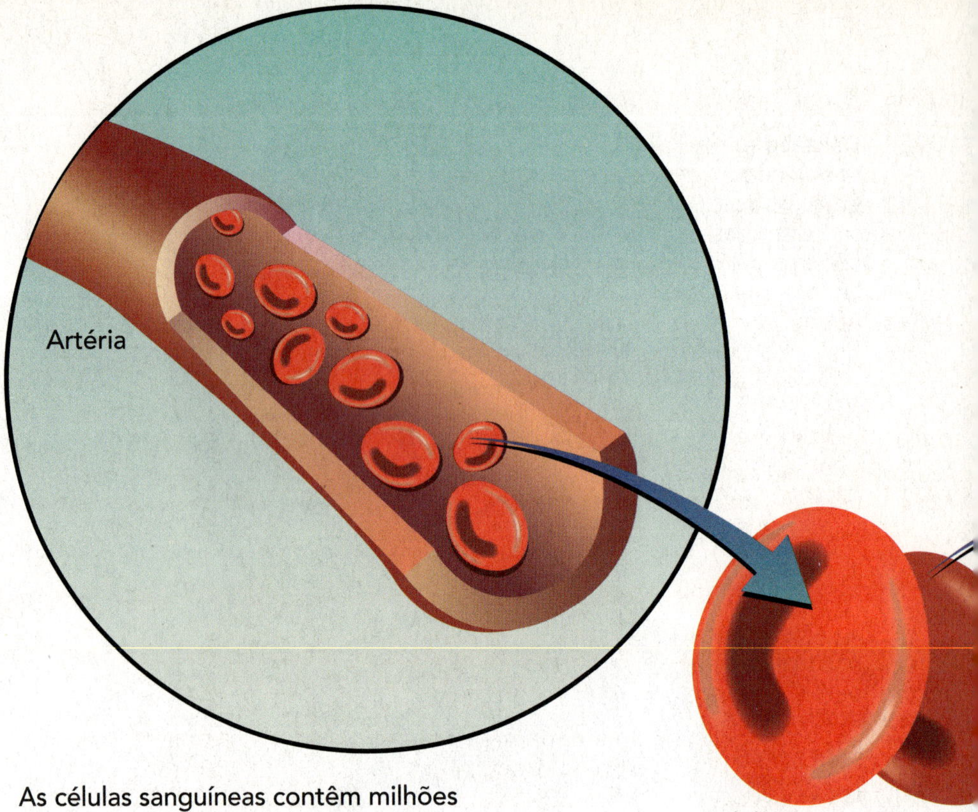

As células sanguíneas contêm milhões de moléculas de hemoglobina, as quais transportam oxigênio

Qual é a causa da palidez cutânea e das mucosas?

A coloração levemente rósea/avermelhada da pele e/ou das mucosas é parcialmente decorrente da cor vermelha do sangue. A anemia, por ser causada por diminuição da substância vermelha do sangue (a hemoglobina), pode levar à palidez. *4

Por que a anemia causa cansaço?

O cansaço, sintoma típico da anemia, é proveniente da diminuição do oxigênio disponível nos órgãos do corpo. *4

Como combater o cansaço causado pela anemia?

Nas anemias de instalação lenta, o organismo dispõe de mecanismos de adaptação que minimizam, mas não fazem desaparecer os sintomas de fadiga, mal-estar e lassidão causados pela deficiente oxigenação dos tecidos de diferentes órgãos e sistemas do organismo. Associada a estes sintomas, a doença de base que causa a anemia contribui para a piora desta sensação. Por isso, é essencial

Molécula de hemoglobina

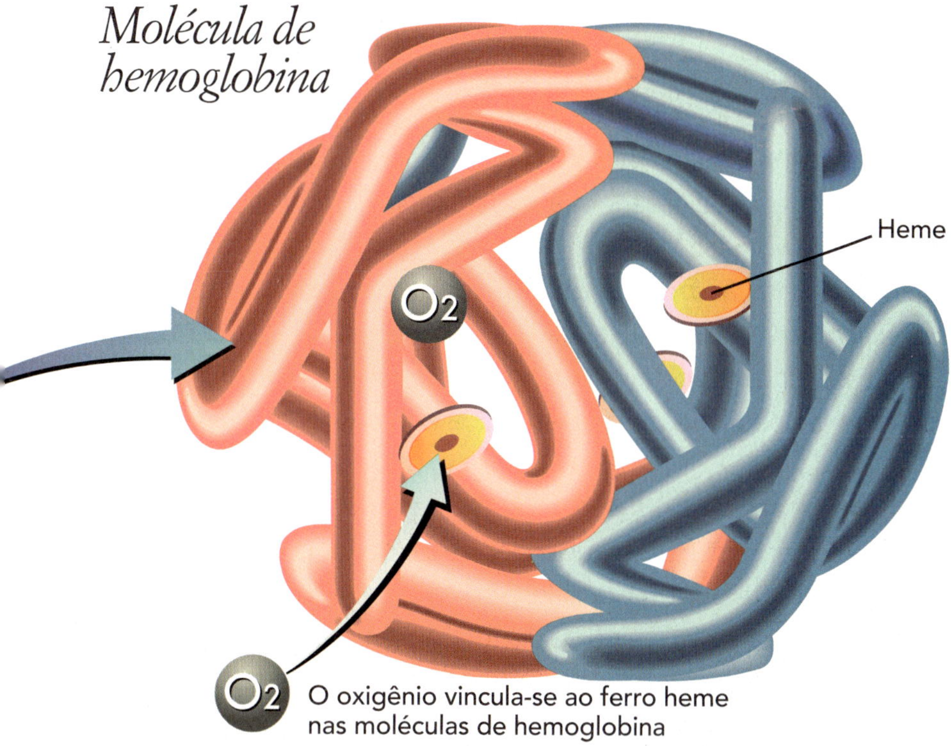

O oxigênio vincula-se ao ferro heme nas moléculas de hemoglobina

o combate e o controle da doença ou das condições que causaram a anemia e, ao mesmo tempo, o tratamento desta com a reposição dos nutrientes específicos (ferro, vitamina B12, ácido fólico) que faltam para a formação adequada das hemácias e da hemoglobina. Algumas vezes podem ser necessárias, inclusive, transfusões de glóbulos vermelhos para o controle dos sintomas. * 3

A anemia está associada à falta de memória?

A anemia não leva habitualmente à falta de memória. Entretanto, a fraqueza e cansaço excessivos podem causar falta de concentração e de atenção. * 4

Dores musculares podem estar entre os sintomas de anemia?

Da mesma forma que ocorre no desenvolvimento dos sintomas, a anemia pode causar dores musculares porque os músculos têm menos oxigênio disponível. * 4

Por que a taquicardia está frequentemente associada à anemia?

O oxigênio é levado para todas as células do organismo pela hemoglobina das hemácias, que estão circulando pelo corpo através do sangue. Na anemia, ocorre uma diminuição das hemoglobinas e, com o objetivo de levar o oxigênio para todas as células, o coração bombeia mais sangue, o que acaba causando taquicardia. O batimento acelerado ocorre na tentativa de manter todas as células do organismo oxigenadas, mesmo na diminuição ou falta do seu transportador, que é a hemoglobina. *6

A falta de apetite é frequente em pessoas anêmicas?

Não é frequente, mas tudo depende da causa da anemia. A falta de apetite ocorre por diversos motivos e, em alguns casos, pode estar presente nos pacientes anêmicos. Pacientes desnutridos normalmente têm anemia, mas nem todos os pacientes anêmicos têm falta de apetite. *6

Como a anemia pode afetar o funcionamento de órgãos vitais, como o coração e os rins?

São diversos os mecanismos que causam danos a esses e outros órgãos. No entanto, o motivo principal é a não oxigenação adequada dos mesmos, já que na anemia a oxigenação fica comprometida. *6

A anemia pode levar à leucemia?

A anemia, mesmo quando não tratada, não pode se tornar uma leucemia (câncer do sangue), mas pode provocar graves sequelas ao organismo humano. *6

A anemia pode prejudicar o funcionamento do sistema imunológico?

Em algumas anemias, como a aplástica e a anemia de Fanconi, não apenas os glóbulos vermelhos estão comprometidos, mas também as células de defesa o organismo, o que leva a um comprometimento da imunidade. *7

Como a anemia pode estar relacionada à icterícia?

A icterícia ocorre quando os olhos ficam com cor ligeiramente amarelada. Isto acontece em anemias conhecidas como hemolíticas, nas quais as células são destruídas. Nas outras anemias, os glóbulos vermelhos têm sua produção apenas diminuída e, assim, não apresentam icterícia. A anemia hemolítica pode ser congênita ou adquirida. *7

Em que casos a anemia está relacionada ao surgimento de úlceras (feridas) nas pernas?

As úlceras de pernas estão presentes especialmente nos casos de doenças falciformes. Nesses casos, é importante evitar traumas no local. Muitas vezes, pode ser necessário fazer transfusões repetidas. Em casos de anemia falciforme ou outras doenças falciformes, em geral, existe também uma relação com crises dolorosas. *7

Quais são os sinais de que um médico deve ser procurado?

Normalmente, os sintomas mais comuns das anemias são a palidez, a fraqueza e a sonolência extrema. Em algumas anemias, nas quais há destruição dos glóbulos vermelhos, pode-se ficar com olhos e pele amarelados. No caso da anemia falciforme, as crianças têm crises de dor, o que as torna muito irritadas, além de apresentarem mãos e pés inchados. O médico sempre deve ser procurado. *7

Quais são os médicos habilitados para tratar anemias?

Quem trata são os médicos hematologistas. No caso das anemias ferroprivas, outros médicos costumam também seguir os pacientes na dependência de onde ocorre o sangramento (ginecologistas, proctologistas, oncologistas, entre outros). *7

Por que a anemia é considerada uma doença de diagnóstico "dificultado"?

Aos cuidados de um especialista, geralmente, não é difícil fazer o diagnóstico das causas de uma anemia. O que ocorre é que, às vezes, o paciente demora muito para valorizar os sinais e sintomas, retardando o diagnóstico. *1

Em que casos o transplante de medula óssea pode ser necessário no tratamento?

As anemias congênitas, como a falciforme, as talassemias e a anemia de Fanconi, só podem ser curadas com o transplante de medula óssea. Portadores de doenças falciformes, porém, podem conviver com a doença, em alguns casos, sem necessitar do transplante de medula óssea. No caso da anemia aplástica em que há uma falta de produção de todos os glóbulos, o tratamento poderá ser realizado com o transplante de medula óssea ou com tratamento imunossupressor. *7

Medula óssea saudável, com hemácias (glóbulos vermelhos) redondas e maleáveis circulando normalmente pelos vasos sanguíneos

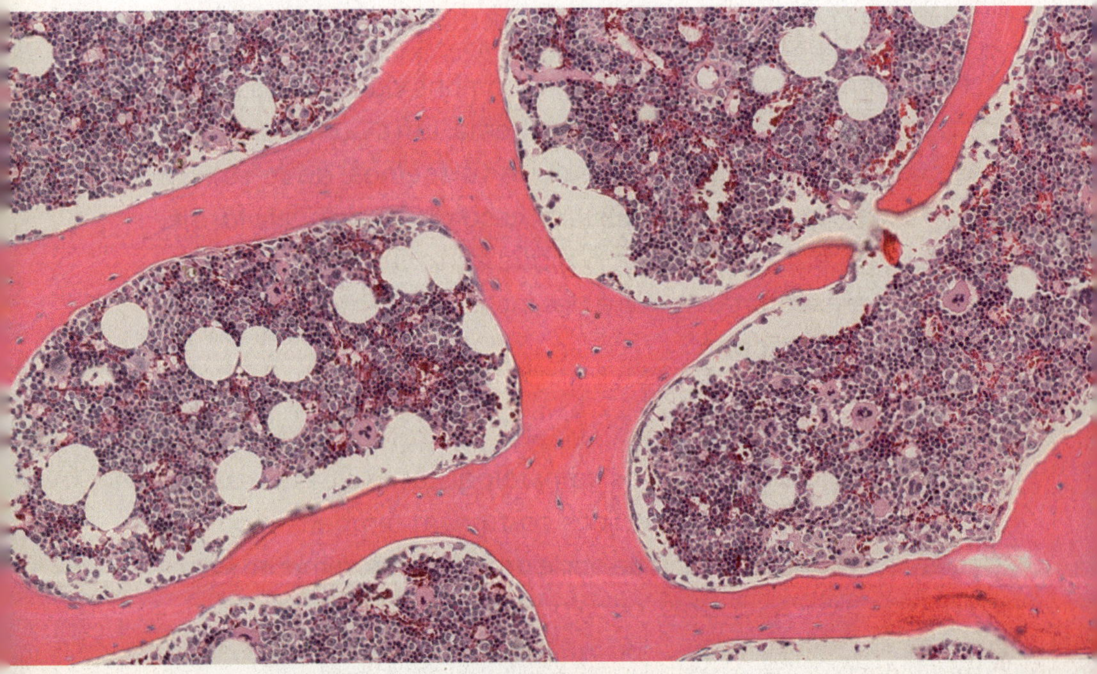

Existe cura para a anemia falciforme?

O transplante de medula óssea é o único tratamento curativo para a anemia falciforme, mas como oferece riscos, deve ser muito bem indicado, após criteriosa seleção dos pacientes. As taxas de cura atualmente chegam a mais de 80% dos casos de transplante de medula óssea. Mas, deve-se ressaltar que nem todos necessitam do procedimento. *7

Em geral, como é o prognóstico das anemias?

O prognóstico das anemias depende, exclusivamente, da causa da anemia. Anemias megaloblásticas costumam ter possuem excelente prognóstico. Já a resolução de anemias ferroprivas dependerá da causa da perda sanguínea. O prognóstico de anemias que necessitam de transplante de medula óssea dependem da disponibilidade de um doador compatível. *7

A anemia pode reincidir após o tratamento?

A recidiva pode ocorrer se a causa da anemia não for corrigida. Muitas vezes, esta não está relacionada com ingestão de ferro e, sim, com a má absorção do nutriente ingerido pelo estômago e intestino. Outras causas de anemia adquirida são a hemoglobinúria paroxística noturna, que cursa com anemia decorrente da hemólise (destruição dos glóbulos vermelhos); o hipotireoidismo, que depende da reposição de hormônio tireoidiano; a anemia decorrente da insuficiência renal crônica, que depende da reposição de eritropoetina; a anemia de doença crônica, relacionada com a presença de neoplasias; doenças inflamatórias ou autoimunes, que podem ser controladas pelo tratamento da doença de base, entre outras causas.

Qualquer que seja a origem, sempre haverá o risco de recidiva se os cuidados necessários não forem tomados. Dentre as anemias hereditárias, destacam-se, principalmente, a doença falciforme e talassemia, cujos sintomas podem ser amenizados com transfusões de sangue. *1

Como proceder em casos de recidiva?

O importante é ter o diagnóstico correto da causa da anemia para receber tratamento e orientações adequadas. O paciente deve estar atento a sintomas como fadiga, palidez da pele e mucosas (parte interna dos olhos, gengivas), taquicardia e dificuldade de aprendizagem nas crianças. * 1

Como tratar anemias profundas?

O tratamento é sempre voltado para a causa da anemia. Ocasionalmente, poderá ser necessário realizar transfusões de sangue – se a causa não puder ser eliminada –, como em caso de câncer terminal ou de uma anemia hereditária, por exemplo. * 3

Explique o tratamento da talassemia.

A talassemia menor não requer tratamento por se apresentar em grau muito discreto. Na talassemia maior, as manifestações clínicas surgem durante o primeiro ano de vida (menor aumento de peso, apatia, irritabilidade e palidez), exigindo transfusões regulares de sangue desde os primeiros meses, por toda a vida. O regime de hipertransfusão produz efeito favorável sobre o crescimento e reduz a deformação óssea e o aumento do baço. Entretanto, o grande número de transfusões de sangue causa sobrecarga de ferro nos órgãos, principalmente no fígado, sendo necessário o uso de quelante de ferro. A ausência de uma quelação eficaz pode resultar em disfunções cardíacas, hepáticas e endócrinas. * 1

Explique o tratamento da anemia falciforme.

A anemia falciforme é uma doença hereditária, decorrente da produção de uma hemoglobina anômala (hemoglobina S) no lugar da hemoglobina A (hemoglobina normal). As hemácias com hemoglobina S em seu interior adquirem a forma de foice e têm sua vida média diminuída. Devido à alteração na forma da hemácia, que a torna mais rígida, esses pacientes apresentam, além da anemia, processo vaso oclusivo na circulação sanguínea, principalmente na microcirculação, com lesões orgânicas e crises de dor.

Além dos cuidados gerais para acompanhamento do crescimento, desenvolvimento somático e psicológico, são tratadas as lesões orgânicas, como colelitíase, úlcera de perna etc. É usada também suplementação com ácido fólico e, em alguns casos, pode ser necessário o medicamento hidroxiuréia, para aumentar a produção de hemoglobina fetal, com o objetivo de compensar os efeitos da hemoglobina S.

Também são realizadas a profilaxia de infecções, tratamento das crises dolorosas vaso oclusivas e tratamento de outras crises agudas (neurológicas, síndrome torácica aguda, infecções, etc). Os pacientes com anemia falciforme toleram bem a anemia crônica e necessitam de transfusão de sangue somente em circunstâncias especiais, como em casos de AVC, preparo para cirurgias, gravidez, priapismo, infecções etc. *1

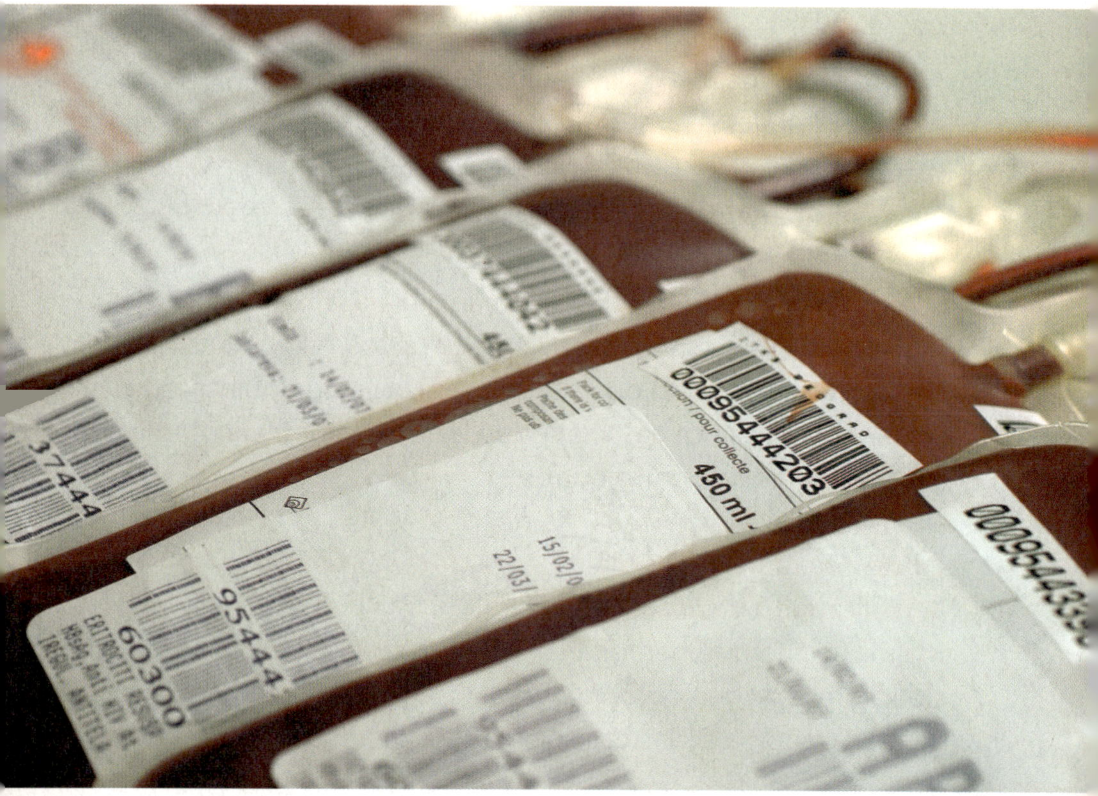

Na talassemia e na anemia falciforme, a alimentação deve ser diferenciada?

Esses pacientes têm absorção aumentada de ferro pelo intestino. Portanto, podem se beneficiar de uma dieta pobre em ferro. Na anemia falciforme, os pacientes devem manter uma boa ingesta hídrica.* 1

Como devem ser os tratamentos da talassemia e anemia falciforme durante a gravidez?

Gestantes com anemia falciforme e talassemia não devem receber suporte com ferro oral, somente ácido fólico.* 1

Quanto tempo, em média, dura o tratamento para anemia?

Tudo depende da causa da anemia. A anemia ferropriva, mais comum, deve ser tratada com ferro oral até a normalização do depósito de ferro – expresso pelos valores da ferritina. * 1

Como é feito o diagnóstico de anemia?

A anemia é detectada através do hemograma, no qual o valor de hemoglobina estará abaixo do normal. A partir da detecção da anemia, são realizados outros exames para investigação da causa e tratamento adequado. * 1

Que exames adicionais podem ser necessários?

Podem ser necessários exames reticulócitos, bilirrubinas, LDH, eletroforese de hemoglobina, dosagem de hemoglobinas, curva de fragilidade osmótica, cinética do ferro, dosagem de vitamina B12 e ácido fólico, entre outros. * 1

Existem exames específicos para detectar anemias hereditárias e crônicas?

Sim. As anemias hereditárias podem ser diagnosticada pela eletroforese de hemoglobina, com dosagem das hemoglobinas normais e anômalas. No caso de diagnósticos mais difíceis, pode ser realizado estudo genético. A curva de fragilidade osmótica é realizada para investigação de microesferocitose hereditária. Na avaliação de anemias crônicas podem ser necessários exames para avaliação da cinética do ferro, dosagem de vitamina B12 e ácido fólico, imunofenotipagem, mielograma, biópsia de medula óssea, hormônios tireoidianos, entre outros. *1

Como é feita a distinção entre a anemia ferropriva e a talassemia?

O diagnóstico da anemia ferropriva (por falta de ferro) é feito através de exames que quantifiquem o depósito deste no organismo, tais como a dosagem de ferro sérico, ferritina, saturação da transferrina etc. Já na talassemia, o depósito de ferro estará normal ou em excesso. *1

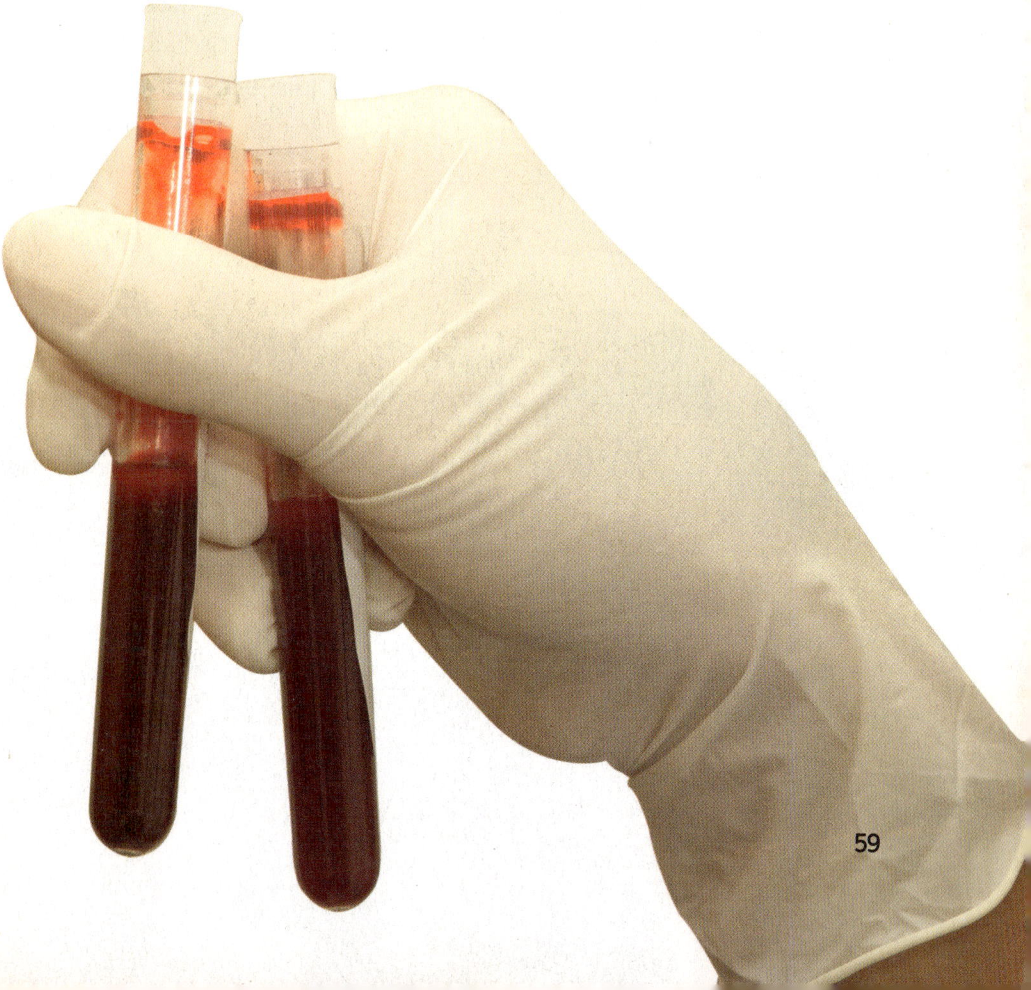

Como prevenir a anemia?

As principais medidas preventivas contra a anemia são a manutenção de hábitos saudáveis, boa alimentação e consultas periódicas ao médico para avaliação do estado de saúde. *3

Como deve ser a alimentação contra a anemia?

Para prevenir o desenvolvimento de anemia ferropriva, deve-se manter uma alimentação rica em fontes de ferro. Alimentos como carne vermelha, ovo, folhas verdes escuras (rúcula, agrião e couve), leguminosas (feijão, ervilha, grão-de-bico, soja e lentilha) devem compor a alimentação diária. O consumo de vísceras, como fígado bovino, coração e moelas de aves, também pode contribuir para o fornecimento do ferro ao organismo.

Acrescentar à dieta alimentos enriquecidos com ferro, como farinha de trigo e milho, são estratégias interessantes para a prevenção da anemia ferropriva. Gestantes devem tomar suplemento de ferro quando prescritos pelo obstetra, para não desencadear uma anemia. É importante compreender que a melhor estratégia para prevenir doenças carenciais é a adoção de hábitos alimentares saudáveis, em que todos os grupos de alimentos sejam consumidos, evitando restrições.

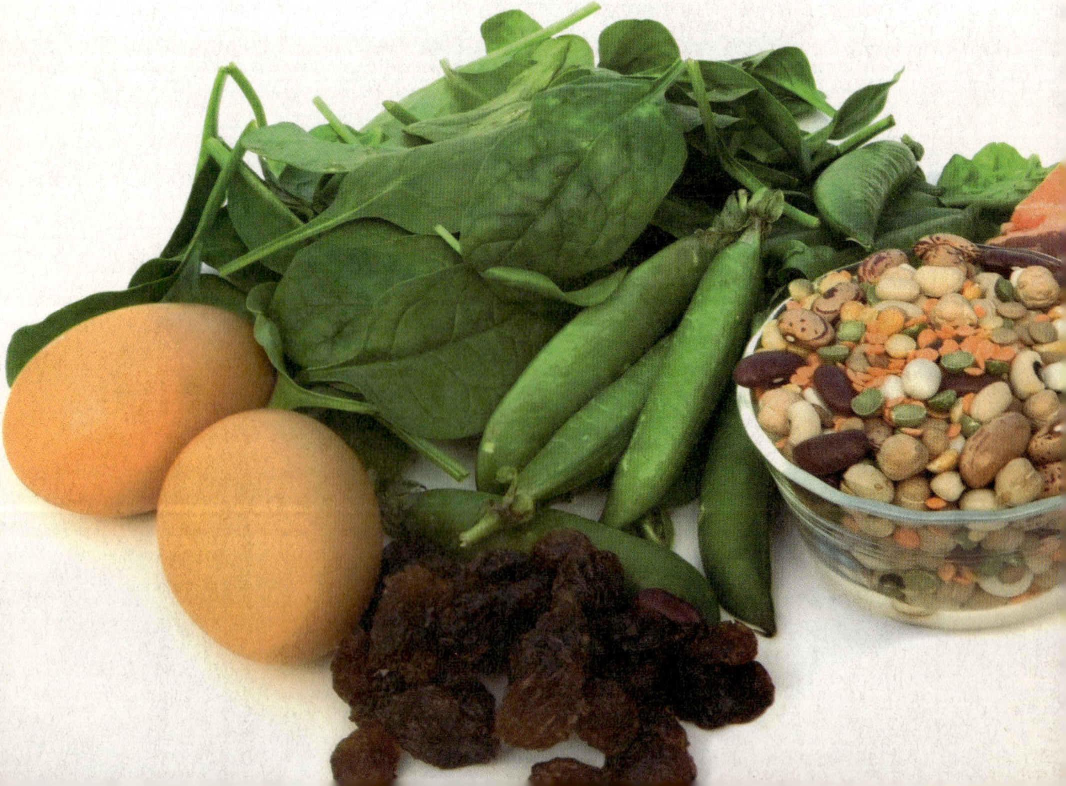

Além da manutenção no consumo do mineral pela alimentação, outros cuidados com a saúde são necessários para evitar o desenvolvimento da anemia ferropriva. A exclusão ou redução no consumo do grupo de carnes e ovos, sem as adaptações necessárias na alimentação, como o preconizado por muitas dietas da moda, pode aumentar as chances para o desenvolvimento da doença. Além disso, pessoas submetidas à cirurgia bariátrica precisam redobrar os cuidados com a alimentação, já que a absorção do nutriente está prejudicada. * 12 Ana Carolina Icó, nutricionista especialista em Obesidade, Emagrecimento e Saúde pela Universidade Federal de São Paulo (Unifesp).

Quantidade de ferro necessária nas diferentes fases da vida

Estágios da vida	*Recomendação diária de ferro (mg/d)*
Crianças	
1-3 anos	7
4-8 anos	10
Sexo masculino	
9-13 anos	8
14-18 anos	11
19-70 anos	8
A partir de 70 anos	8
Sexo feminino	
9-13 anos	8
14-18 anos	15
19-50 anos	18
A partir de 51 anos	8
Gravidez	27

Fonte: Tabela Brasileira de composição de alimentos (TACO). Universidade Estadual de Campinas (UNICAMP), 2011

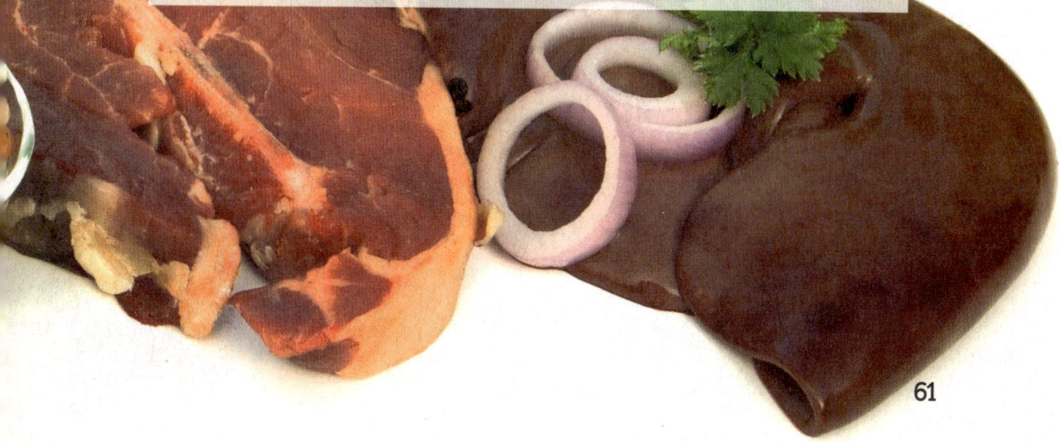

Quais vegetais se destacam como melhores fontes de ferro?

As principais fontes de ferro de origem vegetal são as folhas verde-escuras, em especial o agrião, o almeirão, catalonha e rúcula, bem como as leguminosas, como feijões e similares. Como o ferro de origem vegetal tem uma baixa absorção intestinal, o ideal é acrescentar na mesma refeição alimentos fontes de vitamina C, como frutas cítricas (laranja, limão, abacaxi, acerola), pois esta vitamina aumenta a absorção do ferro vegetal no intestino. * 12

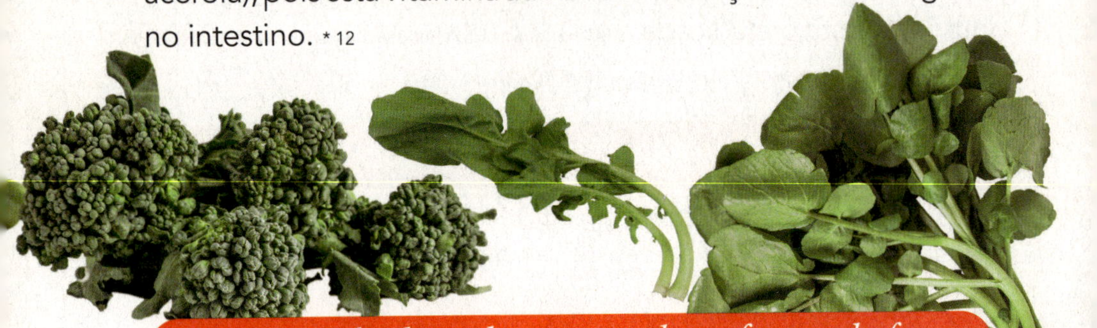

Alimentos do dia a dia que são boas fontes de ferro

Alimento (100 g)	Quantidade de ferro (mg)
Amêndoa torrada	3,1
Fígado bovino grelhado	5,8
Agrião cru	3,1
Patinho bovino grelhado	3,0
Coxão mole sem gordura cozido	2,6
Almeirão refogado	1,6
Ovo de galinha cozido	1,5
Lentilha cozida	1,5
Feijão carioca cozido	1,3
Sardinha fresca	1,3
Atum em lata	1,2
Sobrecoxa de frango assada	1,2
Espinafre refogado	0,6
Catalonha refogada	1,2
Brócolis cozido	0,5
Couve manteiga crua	0,5
Peito de frango grelhado	0,3

Fonte: Tabela Brasileira de composição de alimentos (TACO), Universidade Estadual de Campinas (UNICAMP), 2011

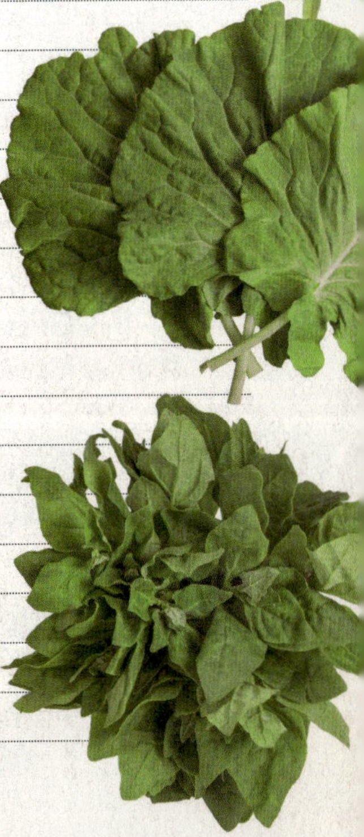

A beterraba é um bom alimento contra a anemia?

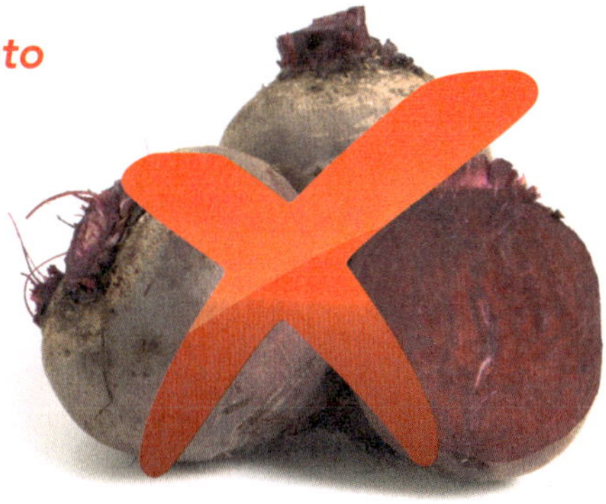

Essa afirmação é falsa. A beterraba possui apenas 0,8% de ferro, ou seja, cada 100 g de beterraba possuem apenas 0,8 mg de ferro. Além disso, o ferro de origem vegetal é menos biodisponível do que aquele de origem animal. * 13 Vivian Suen, médica nutróloga, diretora da ABRAN e professora da Faculdade de Medicina de Ribeirão Preto (FMRP/USP).

Quais são as carnes mais ricas em ferro?

As carnes em geral, com destaque especial para a bovina, e as vísceras são as maiores fontes alimentares de ferro. Porém, vale ressaltar que as vísceras são também ricas em colesterol, por isso pessoas com colesterol elevado ou doenças cardiovasculares precisam moderar o consumo desses cortes e evitar preparações com grande adição de gorduras, buscando apoio nutricional para equilibrar o consumo de gorduras. Aves, peixes e ovos também possuem o mineral em sua composição, entretanto, em menores concentrações. * 12

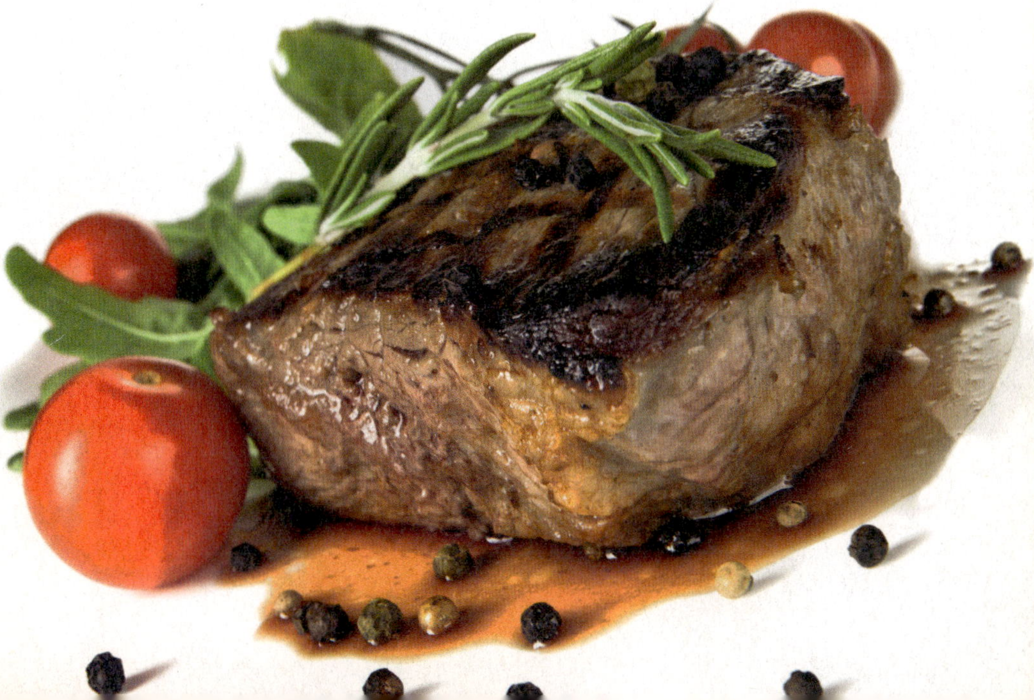

Por que o fígado é um grande aliado na prevenção e combate da anemia?

O fígado é um dos cortes de carne com maior teor de nutrientes fundamentais para o tratamento e prevenção da anemia. Entre as vitaminas e compostos benéficos presentes no fígado, estão as vitaminas A, B12, B5, B6, folato (ácido fólico), riboflavina, selênio, cobre e zinco. Apesar do fígado de boi apresentar um alto grau de colesterol e gorduras saturadas, ele é tão rico em nutrientes benéficos que o torna um alimento saudável. Em apenas 100 g de fígado, consegue-se obter 50% da necessidade diária de proteínas. * 12

Com sabor acentuado, o fígado bovino pode ser feito de várias maneiras inclusive em saladas

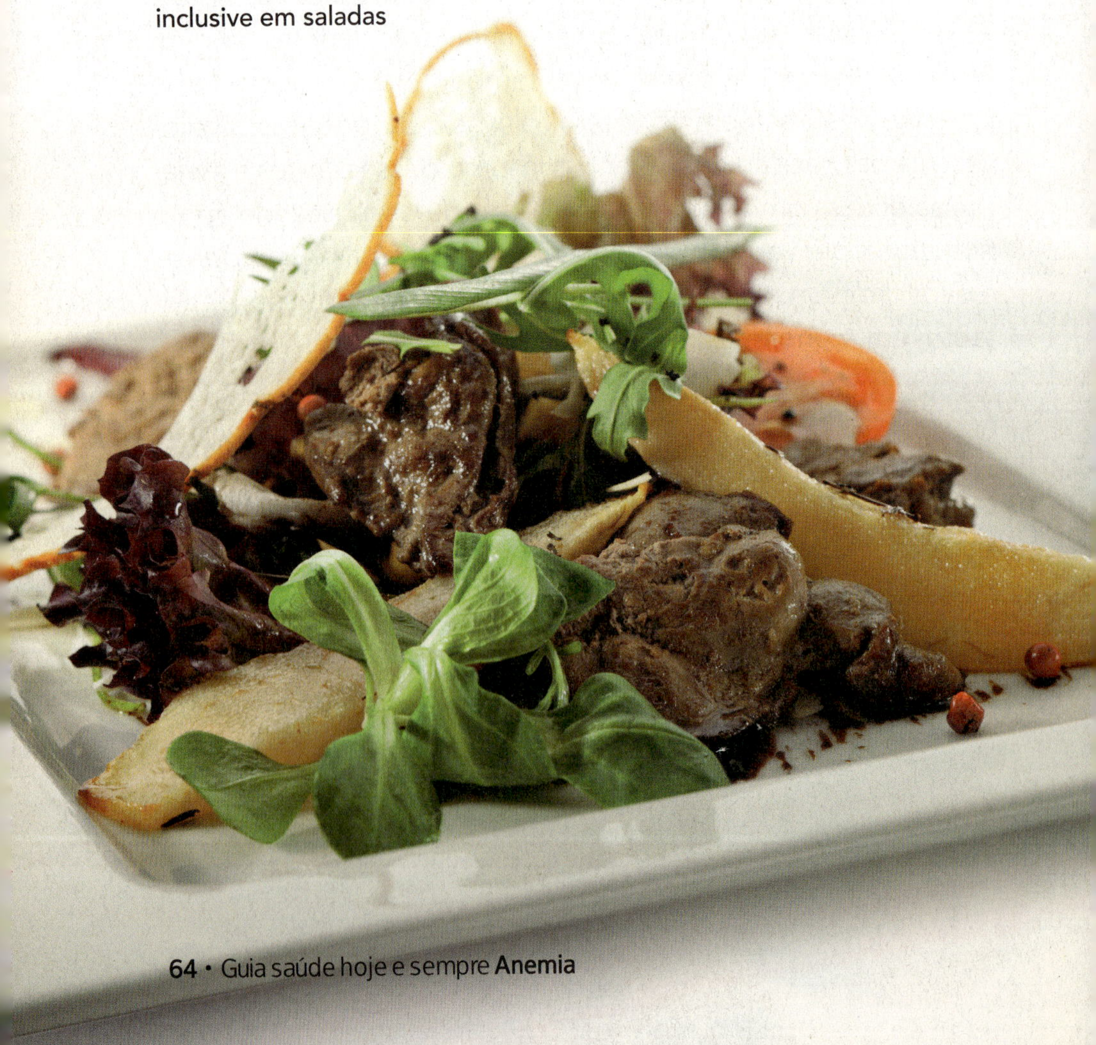

Por que é mais indicado consumir fígado orgânico?

O fígado e demais miúdos são grandes reservatórios de células vermelhas do sangue e possuem alto teor de ferro em sua composição. No fígado acontece a produção de diversas proteínas nobres, dentre elas a hemoglobina, que, junto com o ferro, carrega o oxigênio pela circulação. No fígado está presente uma grande quantidade de ferro, pois é nesse órgão e também nos rins (outra víscera rica em ferro) que o sangue é filtrado. É importante lembrar que o fígado nos animais é o órgão responsável por metabolizar e eliminar pesticidas e antibióticos, sempre que possível, o ideal é adquirir o fígado de animais criados organicamente, para reduzir o risco da presença destes químicos indesejáveis. * 12

O que são os ferros heme e não-heme?

O ferro heme é derivado da hemoglobina e pode ser encontrado em alimentos de origem animal, tais como carnes vermelhas, vísceras (fígado), peixes e aves. Já o ferro presente em alimentos vegetais, como lentilha, feijão e folhosos é organizado em uma estrutura química denominada ferro não-heme. A absorção do ferro heme é mais eficiente do que a do ferro não-heme, pois é relativamente independente da composição da refeição e pouco afetada por fatores facilitadores e/ou inibidores dos alimentos. Em uma refeição variada, a absorção do ferro heme pode ser de 15 a 35%. Por outro lado, apenas 2 a 20% do ferro não-heme é absorvido por meio da ingestão de alimentos vegetais. O ferro não-heme está presente nos alimentos que contêm ferro em forma férrica ou ligado a compostos orgânicos, como fitatos. Para ser absorvido, esse tipo de ferro deve ser liberado desses compostos e reduzido à forma ferrosa. Essa conversão é facilitada pela presença de vitamina C. * 12

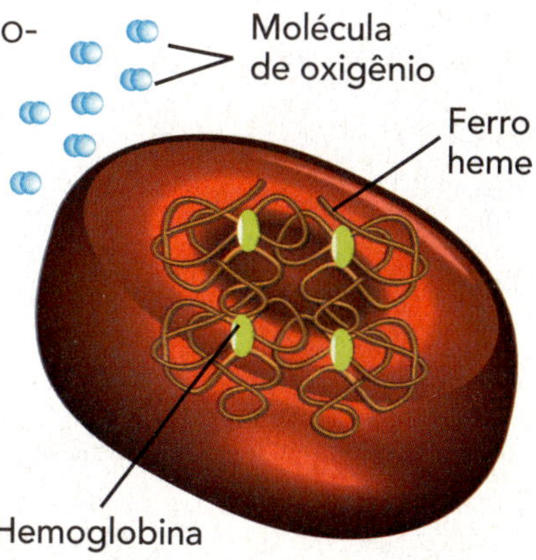

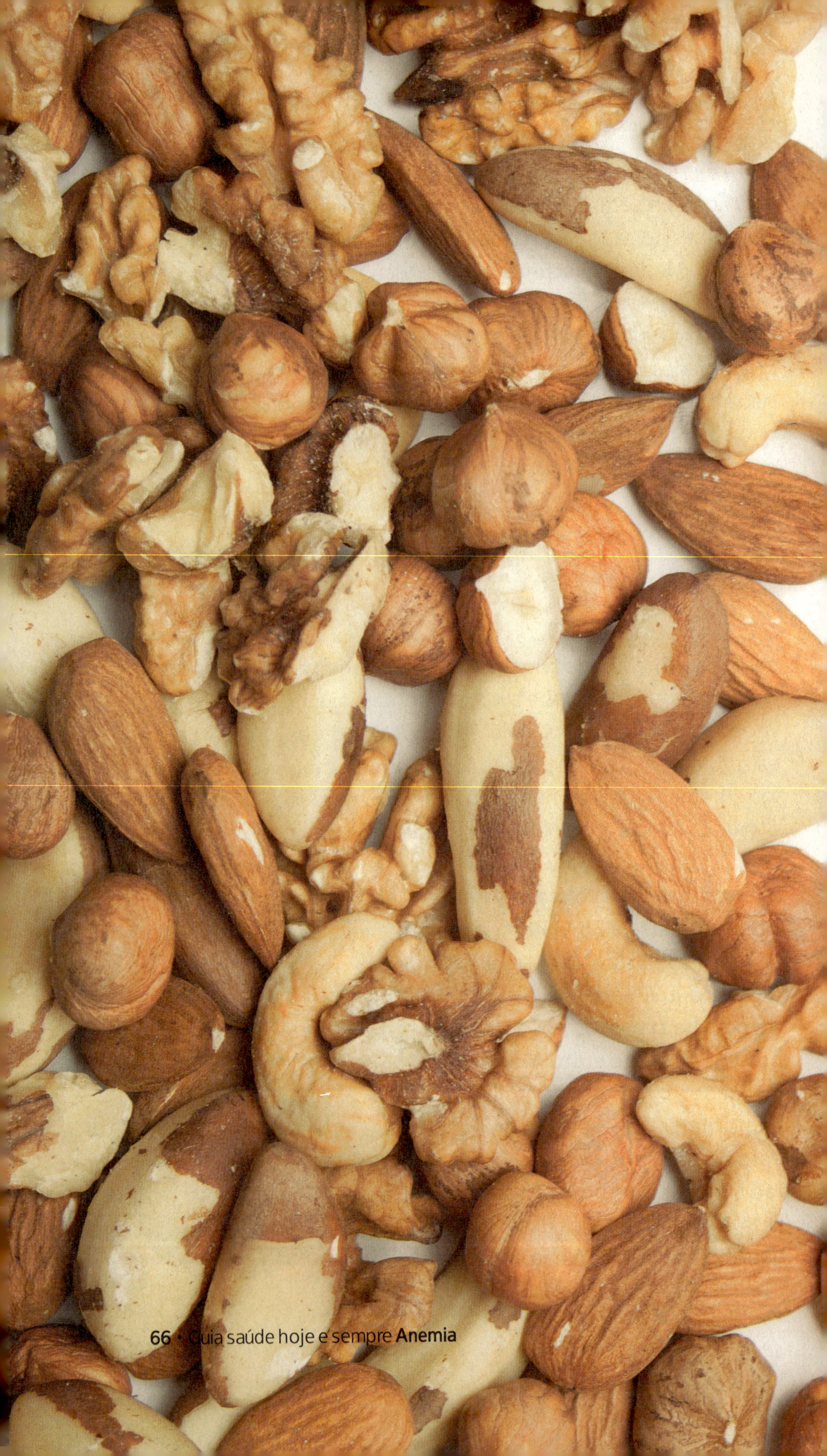

Oleaginosas ajudam na prevenção e combate à anemia?

As oleaginosas (castanhas, nozes, amêndoas, entre outras), bem como as sementes (linhaça, chia, gergelim etc) podem contribuir com a prevenção da anemia. Esses alimentos, assim como os feijões e similares, possuem boas quantidades de ferro não-heme. Entretanto, vale ressaltar que o consumo de oleaginosas e sementes não deve substituir o de carnes e vísceras (fontes de ferro heme), mas complementar a ingestão do mineral, especialmente em casos já instalados de anemia ferropriva. * 12

Concentração de ferro em oleaginosas

Alimento (100 g)	Quantidade de ferro (mg)
Amêndoa torrada	3,1
Castanha de caju torrada	5,2
Castanha-do-pará (ou castanha-do-brasil)	2,3
Noz	2,0
Gergelim	5,4
Linhaça	4,7

Doces com ferro

Alimento (100 g)	Quantidade de ferro (mg)
Açúcar mascavo	8,3
Rapadura	4,4
Melado de cana	2,0

Fonte: Tabela Brasileira de composição de alimentos (TACO). Universidade Estadual de Campinas (UNICAMP), 2011.

Açúcar mascavo, rapadura e melado de cana são melhores adoçantes? Explique.

Se não houver restrição alimentar ou prescrição médica que indique a retirada de açúcares da alimentação (por exemplo, presença de diabetes, obesidade e triglicérides elevado), o uso desses produtos pode ser indicado. Apesar de também serem fontes de ferro, esses alimentos possuem alto valor calórico e elevado índice glicêmico, portanto, é essencial moderar a quantidade ingerida. * 12

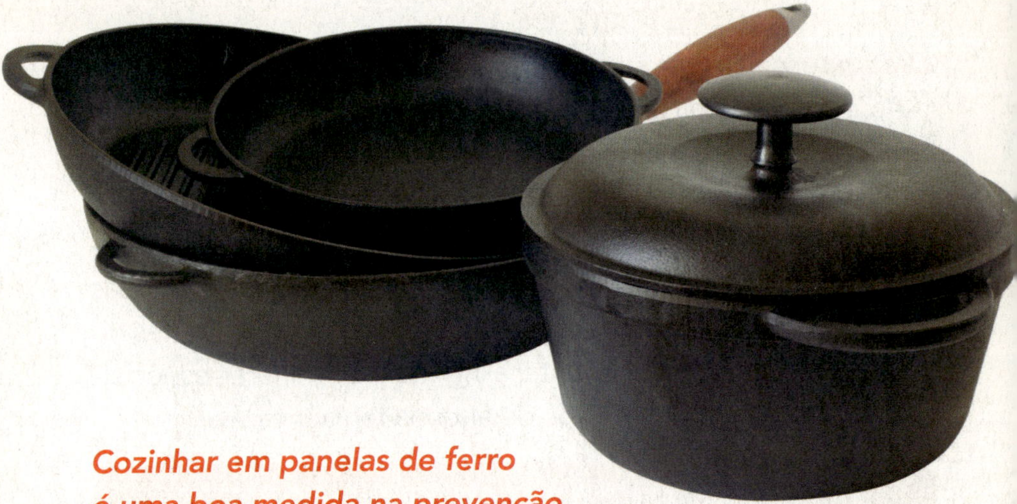

Cozinhar em panelas de ferro é uma boa medida na prevenção e cura da anemia?

Sim. Esta recomendação "das avós" foi comprovada cientificamente. Verificou-se uma absorção de 3 a 3,5 mg de ferro não-heme (de absorção mais reduzida) pela ingestão de alimentos cozidos em panelas de ferro. Desta maneira, pode ajudar a prevenir a anemia por deficiência de ferro, assim como ajudar no tratamento. Entretanto, deve-se ter em mente que o tratamento da anemia precisa ser definido pelo médico, com o uso de suplementos de ferro quando necessário. Em caso de talassemia, por exemplo, o uso de panelas de ferro é contraindicado. A talassemia é uma anemia por alteração genética, na qual, algumas vezes, por múltiplas transfusões, ocorre excesso de ferro no corpo. * 11

Como melhorar a absorção de ferro pelo organismo?

Deve-se manter uma alimentação bem variada, com alimentos ricos em ferro e fazendo de cinco a seis refeições ao dia. É preciso incluir nas refeições frutas cítricas (ricas em vitamina C), pois aumentam a absorção do ferro. Priorize as fontes de ferro-heme, ou seja, aquele que é mais biodisponível, com maior absorção pelo corpo. Exemplos de fontes de ferro-heme são as carnes e ovos, que devem ser ingeridos em equilíbrio com fontes de ferro não-heme, como as leguminosas, legumes, verduras e frutas. * 11

O cafezinho, após as refeições, pode ser prejudicial?

Os chás pretos e cafés, quando ingeridos logo após as refeições, podem atrapalhar a absorção de ferro pelo organismo. Este efeito não é tão pronunciado após apenas uma única xícara de café. Os taninos do chá ou café reduzem a absorção de pequena parte do ferro não-heme da alimentação anterior, mas se a ingestão diária de ferro for superior às necessidades, o que usualmente ocorre, não existe problema. * 11

Cereais integrais podem atrapalhar a absorção de ferro?

Cereais integrais possuem fitatos, componentes da fibra alimentar que atrapalham a absorção do ferro no intestino. Entretanto, não é preciso deixar de comer o arroz integral com feijão (que também os contém) para favorecer a absorção do ferro. O modo de preparo e o processamento do alimento podem ajudar a diminuir os efeitos desses componentes. Ao fazer um bom cozimento do arroz e deixar o feijão de molho antes de prepará-lo, por exemplo, é possível reduzir a quantidade de fitatos. Outra dica é sempre associar à refeição uma fonte de vitamina C (limonada, laranja ou suco de maracujá) para compensar o efeito negativo desse nutriente sobre a absorção do ferro. * 11

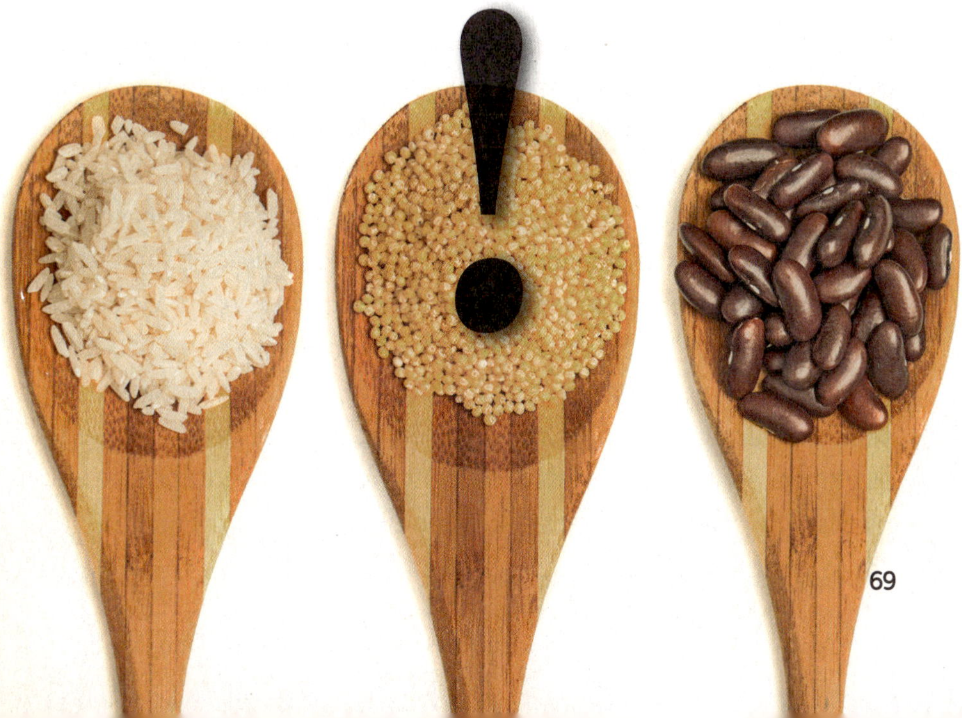

Para quem toma suplementos ferrosos, é indicado o consumo conjunto de sucos de frutas cítricas?

Em casos de tratamento com o ferro oral, o suco de frutas cítricas, por fornecer vitamina C, pode contribuir para a melhor absorção do ferro no organismo. * 11

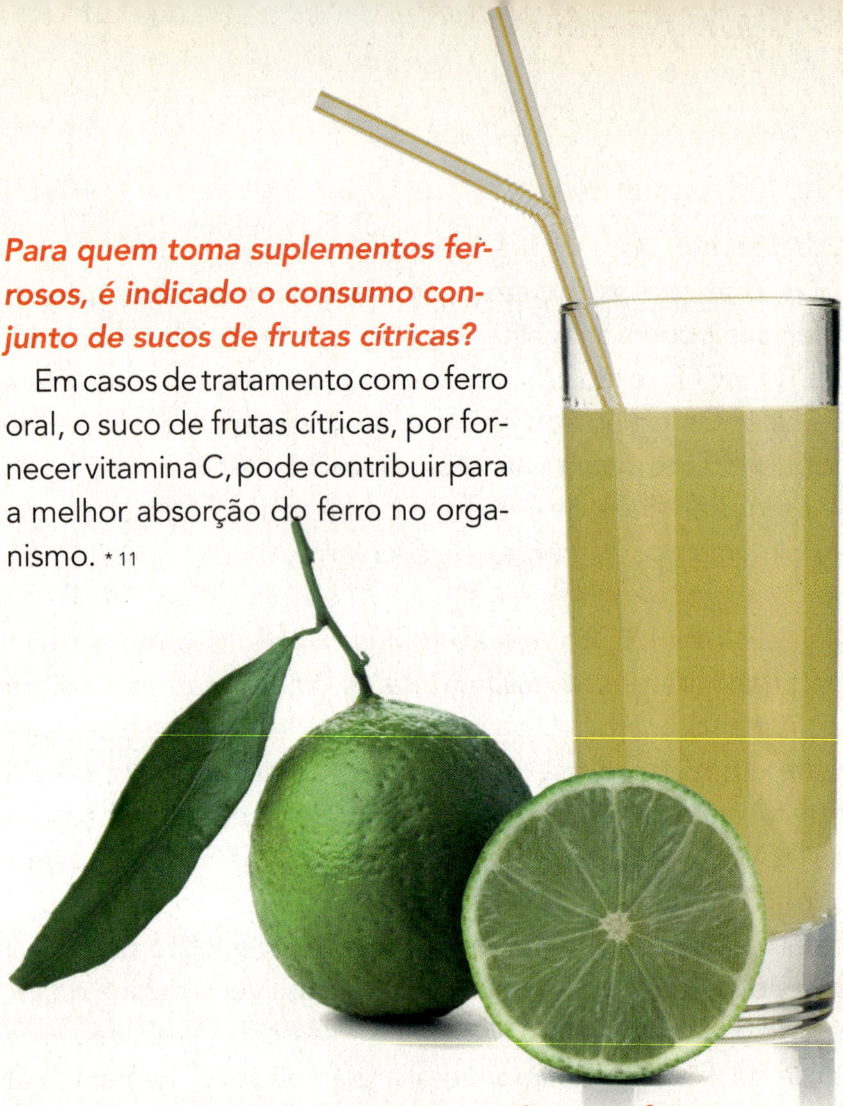

O consumo de alimentos enriquecidos com ferro, como farinhas de trigo e milho, cereais matinais, entre outros disponíveis no mercado, é benéfico?

Consumir alimentos industrializados enriquecidos com ferro pode contribuir com a prevenção de anemia, no entanto este consumo não é obrigatório e não substitui o consumo das demais fontes do mineral. Desde que a alimentação forneça ao organismo a quantidade de ferro necessária, por meio da ingesta de carnes, aves, peixes, vísceras, ovos, feijões e similares, não é preciso consumir produtos enriquecidos. Além do ferro adicionado aos cereais matinais, por exemplo, o alimento traz também açúcar refinado, sendo indicado, portanto, o consumo sem exageros. Em primeiro lugar, é importante garantir que a alimentação forneça fontes de ferro, complementando-a, se necessário, com produtos enriquecidos. * 12

Existe, na literatura científica, superioridade em termos de eficácia para a normalização das taxas de hemoglobina entre os diferentes compostos de ferro para reposição via oral (visto que, do sulfato ferroso ao ferro aminoácido quelato, a diferença no custo do tratamento pode variar mais de 1000%)?

Não existe superioridade em termos de eficácia. O sulfato ferroso é a formulação mais barata e de comprovada eficiência sem qualquer inferioridade frente aos novos compostos de ferro oral. Na prática diária, é a primeira escolha no tratamento da anemia por deficiência de ferro. *3

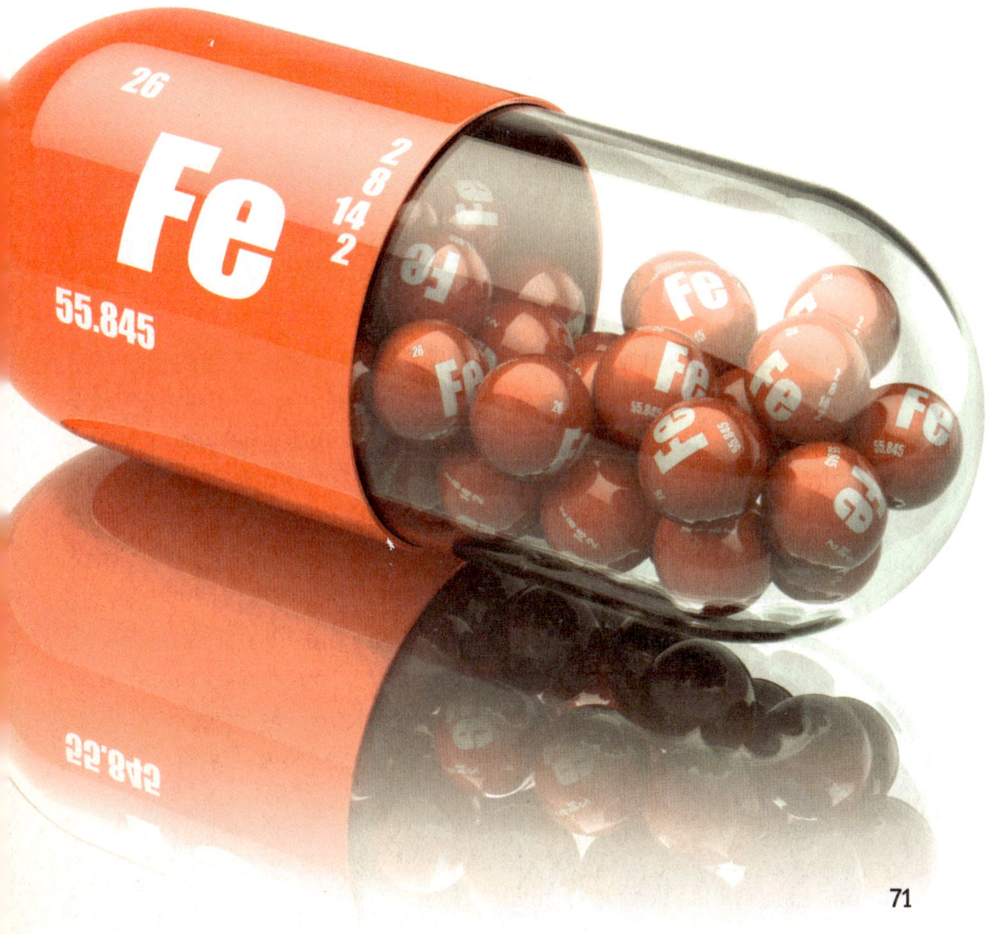

Especialistas consultados

2 Aderson Araújo – CRM 4571

Formado em Medicina pela Faculdade de Medicina da Universidade Federal de Pernambuco (UFPE), doutor em Clínica Médica pela Faculdade de Medicina de Ribeirão Preto da Universidade de São Paulo (FMRP/USP) e especialista em Hematologia e Hemoterapia pela Faculdade de Ciências Médicas da Universidade de Pernambuco (UPE). É médico hematologista da Fundação Hemope e da Clínica MultiHemo, em Recife, PE. Atua como coordenador do Grupo de Pesquisa em anemias da Fundação Hemope, conselheiro da Associação Brasileira de Hematologia e Hemoterapia e Terapia Celular (ABHH) e coordenador do Projeto REDS III – NIH-EUA, sobre pesquisa em doença falciforme. É membro do Conselho Científico da Associação Brasileira de Talassêmicos (Abrasta) e do Comitê de Assessoramento Técnico em Talassemias do Ministério da Saúde.

12 Ana Carolina Icó – CRN-3 34133

Nutricionista especialista em Obesidade, Emagrecimento e Saúde pela Universidade Federal de São Paulo (Unifesp), aprimorada em Transtornos Alimentares pelo Ambulim – Programa de Transtornos Alimentares do Hospital das Clínicas da Faculdade de Medicina da Universidade de São Paulo (HCFMUSP). Atua como educadora nutricional para coletividades há quatro anos e faz parte da equipe de especialistas do site Dieta e Saúde. É nutricionista voluntária do Grupo de Estudos do Comer Compulsivo em Obesidade (Grecco) e do Instituto de Psiquiatria do Hospital das Clínicas da Universidade de São Paulo (Ipq – HCFMUSP).

3 Angelo Atalla – CRM 12092

Médico hematologista formado pela Universidade Federal de Juiz de Fora (UFJF) e mestre e doutor em Clínica Médica/Hematologia pela Universidade Federal do Rio de Janeiro (UFRJ). É professor-associado do Departamento de Clínica Médica na disciplina de Hematologia da UFJF e chefe do Serviço de Hematologia e Transplante de Medula Óssea do Hospital Universitário, da mesma universidade.

7 Belinda Pinto Simões – CRM 57383

Formada em Medicina pela Faculdade de Medicina de Ribeirão Preto da Universidade de São Paulo (FMRP/USP), com residência médica em Hematologia e Hemoterapia no Hospital das Clínicas da FMRP/USP. Possui mestrado e doutorado pela FMRP/USP e pós-doutorado pela Ludwig Maximiliam Universität, em Munique, na Alemanha. Atualmente é professora do Departamento de Clínica Médica da FMRP/USP na disciplina de Hematologia. É preceptora da residência médica em Hematologia e Hemoterapia e chefe da Unidade de Transplante de Medula Óssea do Hospital das Clínicas da FMRP/USP.

10 Carolina Ambrogini – CRM 102706

Formada em Medicina pela Faculdade de Medicina de Jundiaí (FMJ), com residência médica em Ginecologia e Obstetrícia pela Universidade Federal de São Paulo (Unifesp). É especialista em Sexualidade Humana pela Universidade de São Paulo (USP) e coordenadora do Projeto Afrodite, no Centro de Sexualidade

Feminina do Departamento de Ginecologia da Unifesp. Escreve para o *site* Carol Ambrogini (www.carolinaambrogini.com.br) e atua como colunista das revistas Crescer e Nova.

***5 Christiane Pereira Gouvea – CRM 111.429**

Possui graduação em Medicina pela Universidade de Medicina de Ribeirão Preto, Universidade de São Paulo (FMRP/USP). É doutora em Hematologia pela Universidade Federal de São Paulo (Unifesp), atuando como médica assessora em Hematologia do Fleury Medicina e Saúde, em São Paulo, SP. Tem experiência na área de Hematologia com ênfase em Distúrbios da Hemostasia.

***11 Isolda Prado – CRM 94931**

Médica nutróloga e doutora pelo Hospital das Clínicas da Faculdade de Medicina de Ribeirão Preto da Universidade de São Paulo (FMRP/USP). É membro da Associação Brasileira de Nutrologia (Abran) e professora de Nutrologia da Universidade do Estado do Amazonas (UEA).

***6 Jaisson André Pagnoncelli Bortolini – CRM 12638**

Possui graduação em Medicina pela Universidade de Caxias do Sul (UCS), residência médica em Clínica Médica na Fundação Hospitalar do Acre (Fundacre) e residência médica em Hematologia e Hemoterapia no Hospital Governador Celso Ramos, da Secretaria Estadual de Saúde de Santa Catarina. É titulado como especialista pela Sociedade Brasileira de Clínica Médica (SBCM). Atualmente é médico hematologista do Hospital Centro de Pesquisas Oncológicas (Cepon), da Clínica Oncológica SOMA e do Laboratório Médico Santa Luzia, em Florianópolis, SC.

4 José Mauro Kutner – CRM 51437

Doutor em Hematologia pela Faculdade de Medicina da Universidade de São Paulo (FMUSP) e ex-fellow do New York Blood Center, em New York, Estados Unidos. É médico hematologista do Hospital Israelita Albert Einstein, na capital paulista, e gerente médico do Departamento de Hemoterapia e Terapia Celular da mesma instituição.

8 Ricardo Teixeira – CREMERJ 52-28.091-9

Formado em Medicina pela Universidade Federal Fluminense (UFF), com especialização em Oncologia Clínica e Hematologia Clínica e residência em Oncologia Clínica pelo Hospital da Lagoa – Inamps/Rio de Janeiro. É *fellow* do Serviço de Oncologia Clínica do Instituto Oncológico do Hospital Geral Gregorio Marañón, da Universidad Complutense de Madrid, na Espanha. Tem mestrado em Medicina Paliativa e Medicina Paliativa Oncológica pela Universidad Autonoma de Madrid. É autor do livro *Tenho câncer e agora?*, da editora Nova Razão Cultural.

9 Rosana Cipolotti – CRM 1263

Possui graduação em Medicina pela Faculdade de Medicina de Ribeirão Preto da Universidade de São Paulo (FMRP/USP), mestrado em Medicina/Pediatria e doutorado em Medicina/Oncologia Pediátrica pela FMRP/USP. Tem pós-doutorado pela University of Liverpool, em Liverpool, na Inglaterra. É especialista em Cancerologia pela Associação Médica Brasileira e Sociedades Brasileiras de Cancerologia e Oncologia Pediátrica. É professora-associada da Universidade Federal de Sergipe (UFS) e médica do Ministério da Saúde (MS). É membro do Comitê de Hematologia Pediátrica da Associação Brasileira de Hematologia, Hemoterapia e Terapia Infantil. Tem experiência na área de Medicina, com ênfase em Pediatria, atuando principalmente em Oncologia e Hematologia. Possui interesse em Bioética e Ética, Pesquisa, Ensino e Cuidados Paliativos em Oncologia.

***13 Vivian Suen – CRM 62470**

Médica nutróloga formada pela Santa Casa de São Paulo e pós-graduada pela Faculdade de Medicina de Ribeirão Preto da Universidade de São Paulo (FMRP/USP). É professora doutora da FMRP/USP, membro da Associação Brasileira de Nutrologia (Abran) e membro da Comissão de Título de Especialista da Associação Brasileira de Nutrologia.

***1 Viviani de Lourdes Rosa Pessôa – CRM 52.62.110-2**

Médica especialista em Hematologia e Hemoterapia e membro da Associação Brasileira de Hematologia e Hemoterapia (ABHH). É médica hematologista do Instituto Estadual de Hematologia Arthur Siqueira Cavalcante (HEMORIO), hemoterapeuta da Secretaria Municipal de Saúde do Rio de Janeiro e secretária Estadual de Saúde do Rio de Janeiro. Atua como hemoterapeuta do grupo Gestor de Serviços de Hemoterapia (GSH), é membro do Comitê Científico da Associação Brasileira de Talassêmicos (Abrasta) e da Comissão de Assessoramento Técnico em Talassemias do Ministério da Saúde (MS).

Referências

Anemia por deficiência de ferro,
artigo da Revista Saúde & Economia, ano V, nº 09, 2013.

Biblioteca virtual em saúde do Ministério da Saúde (MS), 2004. Disponível em www.bvsms.saude.gov.br/bvs/dicas/69anemia.html. Visitado em agosto de 2015.

Contatos

Aderson Araújo
Hematologista
Recife/PE

Ana Carolina Icó
Nutricionista
São Paulo/SP

Angelo Atalla
Hematologista
Juiz de Fora/MG

Belinda Pinto Simões
Hematologista
Ribeirão Preto/SP

Carolina Ambrogini
Ginecologista e obstetra
São Paulo/SP

Christiane Pereira Gouvea
Hematologista
São Paulo/SP

Isolda Prado
Nutróloga
Manaus/AM

Jaisson André Pagnoncelli
Bortolini
Hematologista
Florianópolis/SC

José Mauro Kutner
Hematologista
São Paulo/SP

Ricardo Teixeira
Oncologista e hematologista
Rio de Janeiro/RJ

Rosana Cipolotti
Pediatra
São Cristóvão/SE

Vivian Suen
Nutróloga
Ribeirão Preto/SP

Viviani de Lourdes
Rosa Pessôa
Hematologista
Rio de janeiro/SP

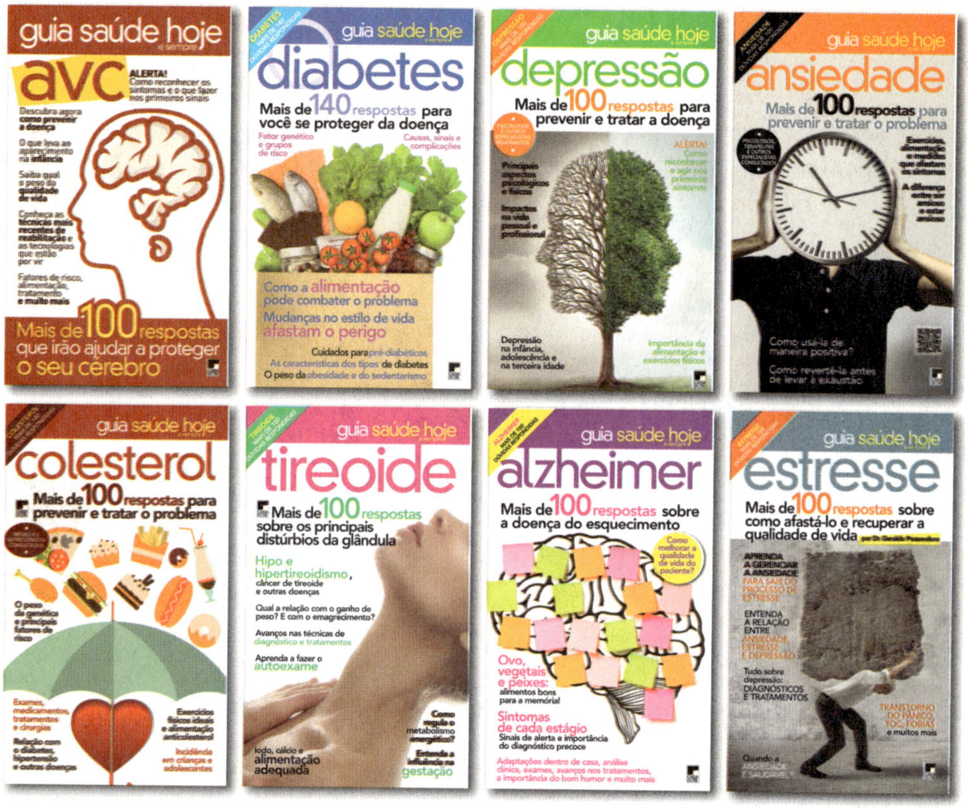
guia saúde hoje
avc
Mais de 100 respostas que irão ajudar a proteger o seu cérebro
diabetes
Mais de 140 respostas para você se proteger da doença
depressão
Mais de 100 respostas para prevenir e tratar a doença
ansiedade
Mais de 100 respostas para prevenir e tratar o problema
colesterol
Mais de 100 respostas para prevenir e tratar o problema
tireoide
Mais de 100 respostas sobre os principais distúrbios da glândula
alzheimer
Mais de 100 respostas sobre a doença do esquecimento
estresse
Mais de 100 respostas sobre como afastá-lo e recuperar a qualidade de vida

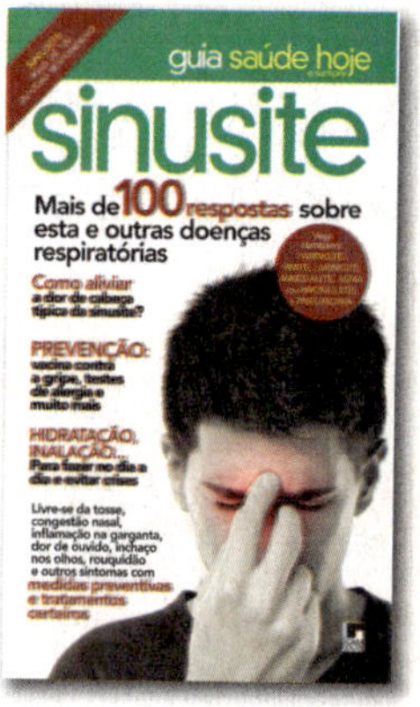
guia saúde hoje
sinusite
Mais de 100 respostas sobre esta e outras doenças respiratórias